# 轻松享"瘦"

## 给女人的减肥私房课

雯琳 / 著

天津出版传媒集团

天津科学技术出版社

**图书在版编目（CIP）数据**

轻松享"瘦"：给女人的减肥私房课 / 雯琳著. --

天津：天津科学技术出版社，2019.7

ISBN 978-7-5576-6753-5

Ⅰ. ①轻… Ⅱ. ①雯… Ⅲ. ①女性－减肥－基本知识

Ⅳ. ①R161

中国版本图书馆CIP数据核字(2019)第138143号

---

轻松享"瘦"：给女人的减肥私房课

QINGSONG XIANGSHOU：GEI NVREN DE JIANFEI SIFANGKE

责任编辑：方　艳

出　　版：天津出版传媒集团

　　　　　天津科学技术出版社

地　　址：天津市西康路35号

邮　　编：300051

电　　话：（022）23332695

网　　址：www.tjkjcbs.com.cn

发　　行：新华书店经销

印　　刷：天津盛辉印刷有限公司

---

开本 710×1000　1/16　印张 11.25　字数 100 000

2019年7月第1版第1次印刷

定价：69.00元

## 策划手记

# 女人，这样瘦才健康

徐宏丽/文

曾经，在减肥这条路上，我也走得无比艰辛。我买了无数本减肥书，花了大量的时间和精力才总结出来科学的瘦身方法，走出了减肥误区。

人一旦被认知局限了，就很难突破自我，因此才有这么多人在减肥的路上感觉到这么痛苦。这是必然的，用错误的方法去减肥，又怎么能收到效果呢？

特别是女性朋友，她们天生与男人的身体构造不同，如果用了错误的减肥方法，对身体造成了伤害，就可能需要花很长时间去修复。

本书是专门写给女性朋友的。本书从分析男人、女人的不同身体构造开始，总结了很多女性朋友在减肥上普遍存在的误区，让她们能在减肥路上少走弯路。

减肥不是一件痛苦的事情，本书还介绍了一些可以直接在家里健身的器材，并且推荐了减肥美食。

本书语言简单明了，图文并茂，还有作者雯琳的减肥案例。如果你是一名减肥新手，可以从中获得很多的减肥知识，而有减肥经验的人读完本书后也会有新的感受。

作者雯琳虽然是"90后"的小姑娘，但她在减肥领域上经验十足。不仅自己减肥成功，还总结出一套科学的饮食和运动方法，通过线上辅导，帮助众多学员破除的魔咒，过上健康美好的生活。

认真去读，并且执行下去，走出减肥误区，你也能减肥成功。

**徐宏丽** 出版策划

微信号：56469651

资深出版人，策划出版多部畅销书，著有《如何出版一本书》。

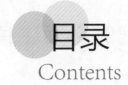

# 目录
## Contents

## 第一章　减肥的本质

## 第四章　简单器械和美食食谱推荐

## 第五章　如何做减肥训练

**第六章** 关于月经期的问题

**第七章** 产后如何进行瘦身

第八章 减肥的误区

第九章 被遗忘的减肥重点

## 附录　这样减肥的女人才美丽

## 推荐序

# 你值得拥有的健康减肥方法

百度科研人员，"90后"的博士　点大胖

雯琳，一位集美貌与智慧于一身的美女，想要让更多的女人摆脱减肥的痛苦，走出减肥误区。她提倡不反弹、不节食的健康减肥方法，让你美丽活力每一天。

本书从减肥的本质入手，抓住了减肥的核心因素。多维度、多阶段分析女人减肥会出现的误区，以及提供轻松有效的解决方法，实在是一本女人减肥的必备之书。

推荐这本书是因为我看到周围好多女生为了减肥而节食，从而导致面黄肌瘦，或是用了错误的方法产生了副作用，又或者通过不科学的健身运动导致身材走形。

　　雯琳从自身经历出发，凭借多年的营养师、体能训练师的经验，帮助不少人减肥成功，练就了完美身形。这些人不仅外形上有了很大的变化，看起来也精神许多，变得更美丽，更有魅力。

　　如果你恰好是一枚吃货，又想减肥，那本书就是你的福音。作为雯琳的闺密，我看着她整天吃吃喝喝却依旧保持着诱人的身材，并且帮助诸多女性摆脱了减肥时控制食欲的痛苦，让减肥之路成了美食之旅。

　　希望正在阅读此书的你，能够不负这次减肥之旅。既然开始了，就坚定地快乐前行吧！

## 推荐序

# 你的身材就是你最好的通行证

抖音红人　赛先生

雯琳邀请我写推荐序的时候我内心是抗拒的，因为我是一名男性。并且我很热爱运动，身形偏瘦，需要增肌。

当我看过书稿后，我被她深厚的理论知识折服。

我原本以为这本书和市面上大多数的书一样，就是简单的知识。谁知道里面的内容从理论到实践、饮食，竟然如此全面。

并且这些理论都不枯燥，因为有案例分析，让人一看就想跟着做。

这不仅仅是一本减肥书，还是一本健康生活的指导书。

让你在科学减肥的同时养成健康生活的习惯，获得动人身材并拥有积极乐观的人生体验。

你的身材就是你最好的通行证，每一位胖姑娘都是一支潜力股，那么这本书就是让潜力股变现的法宝。

## 推荐序

# 女人的美丽之旅

山西亲子阅读人发起人　小米

雯琳是我生命中遇到的贵人，同时她是一位爱阅读、爱健身、热爱生活的美女。她引导我过上自律的生活，用专业的健身和营养知识帮助我拥有我想要的身材。

我生完孩子后变得非常胖，为了孩子日夜操劳，导致气色、精神变差。漂亮的裙子穿不上，只能穿宽松的衣服。女人一胖起来，气质也随之改变，看起来像个大妈。

为了减肥，我踩了无数的坑。运动减肥坚持不了，因为孩子随时需要照顾，不可能天天打卡健身，并且不合理的运动方法让我觉得更累，对身体的伤害更大；吃代餐减肥，瘦下来后容易反弹，并且经常只吃代餐导致气色更差了。

幸好我遇到了雯琳，是她带我走出了减肥的误区，让我轻松快乐地瘦身。如果你也像我一样，我建议你认真阅读本书，并且跟着书里的方法去做。

作者通过自身减肥的经历，以5年健身教练的经验，研发出一系列适合没时间去健身房的女人的减肥方法。简单易操作，帮助你养成健身的习惯。

减肥不用痛苦的节食，书里会教你如何正确进食，吃饱了才可以减肥。有雯琳这样的专业人士为你护航，吃出好身材、练出好气色不是问题！

减肥是女人永远的话题。不入坑、不投机、不节食，打开这本书，开启你的美丽之旅吧！

## 自序

# 男人和女人减肥方法的不同

你明白男人和女人的减肥方法其实有很大的不同吗?

首先,大家都知道男人和女人的身体构造不同。女人会来月经,男人不会,这是事实,女人来月经的时间大概占每个月时间的四分之一。

女人在月经期间能不能减肥? 很多人认为女人在月经期间不适合减肥,好不容易养成的运动习惯,因为七天的休息而功亏一篑。然而很多人不知道的是,月经期其实是女生的减肥福利期,在此期间我们应该怎么做让自己快速瘦下来?

其次,女性产后身材容易走样,需要更专业的运动训练、花更多的时间、吃更健康的饮食来做产后恢复。

而过了这个阶段,女人又可以恢复到正常的减肥状态,所以你要知道如何规划，以便更好地瘦身。

还有关于体脂率的问题，男人的体脂率最低可达5%，可是女人却不能有那么低的体脂率，女人的最低体脂率范围为13%~15%。因为一旦体脂率过低，身体则缺乏脂肪，会造成雌性激素水平不足，容易导致内分泌失调、月经不调、骨质疏松等问题。

另外，很多人在减肥的过程中，认为自己应该只做有氧训练，从而忽略了力量训练。女人在减肥过程中要增加力量训练，可以练臀、练腹部、练腿，让我们的腰更细，臀更翘，腿更长。也要练背部肌肉，让我们的身姿更加挺拔，显得更有气质。

这就是为什么我要出一本专门给女人看的减肥书，以便让大家明白女人减肥其实跟男人减肥是大有不同的。

希望大家能够从本书中获取自己想要的知识点，并且根据书内知识给自己制定清晰的目标，最终拥有自己想要的好身材。

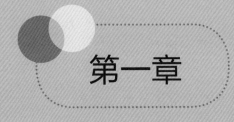

第一章

减肥的本质

很多人在减肥的时候一天称两次体重，感觉早上称的和晚上称的体重差很多。

体重决定减肥者一天的心情和动力，如果体重轻了就特别开心，觉得自己减肥成功了，如果重了，就感到特别难过。

然而减肥跟体重究竟有没有关系呢？

减肥减的是体重还是脂肪？

减肥过程中，为什么体重不降反升呢？

了解减肥的本质，你就能轻松辨别网络上的"减肥小妙招"到底有没有用。

你还能在减肥的过程中，以更好的心态持续坚持下去。

## 减肥减的是脂肪，不是体重

十个女人当中有九个女人都说自己需要减肥，减肥到底减什么呢？

有人说："减肥，减的当然是脂肪。"很多人刚开始减肥的时候，都以体重为标准，认为体重才是最主要的。其实减肥减的不是体重而是脂肪。

然而人体的体重由很多东西组成，例如肌肉、脂肪、水分、骨架，甚至还有在胃里存留未消耗的食物，和未排泄出去的排泄物。

你会发现早起称的体重和晚上的体重相差1~1.5千克，这是因为胃里还有未消化的东西以及喝水后身体里面的水分提高了，体重自然而然就会上升。

所以体重有一定的参考意义，但并不能作为衡量你需不需要减肥、减肥成不成功的标准。

经常健身的人如果肌肉够多，他的体重可能接近100千克，看起来并不胖。一个不经常健身的人，身上全是赘肉，看起来非常胖。

那是因为在同样重的情况下，肌肉远比脂肪的体积小得多（如下图所示）。

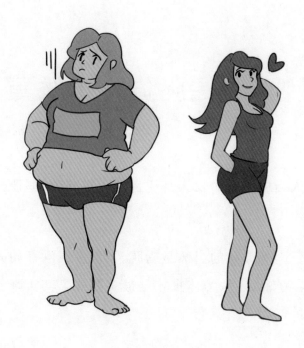

大家一定要注意：减肥减的是脂肪，不是体重。

不要认为自己的体重少了一斤，就是减少了一斤脂肪。消耗脂肪，并没有你想象中那么简单，我们清楚了减肥的本质后就不再狂热地追求体重。

脂肪分为皮下脂肪和内脏脂肪，皮下脂肪是大家能够摸得到看得到的。比如女人最容易发胖的地方就是腹部，尤其是下腹部以及大腿这两块地方。捏一捏就知道自己的脂肪有多厚，这就是皮下脂肪。

内脏脂肪长在我们比较看不到的地方，它属于内脏器官的脂肪。做过体检的人应该清楚，有一项内脏脂肪标准，一旦超出了标准，对人体的危害非常大。

当你不再纠结体重，你对减肥的认知就会越来越高，你会明白体重到底是怎么一回事。

# 减肥前期体重不减反增

我在指导学员们运动的过程中发现，大家减肥都有瓶颈期，学员们严格控制自己的饮食，每天都有运动，但体重反而上升了。学员们就会感到恐慌，这是什么原因造成的呢？

### 身体产生应激反应，激素分泌发生变化

运动的时候，我们的肌肉、激素和身体承受着以前没有经历过的东西。人类的细胞每七年更新一次，身体在长时间没有运动的情况下，运动对它来说是一次全新的挑战。

在挑战的过程中，我们的激素分泌发生变化，产生更高的睾酮素，分泌生长激素，从而促进蛋白质合成。肌肉增长的速度就会变得非常快，我们的体重也随之增加。

### 糖原储存增加

糖原是一种动物淀粉，它是由葡萄糖结合而成的支链多糖。糖原主要存在于我们的骨骼肌和肝脏中，我们的心肌、肾脏等大部分组织也含有少量糖原。

糖原的作用就是供能，我们想要完成更高强度的运动就要更多的糖原。刚开始训练的新手，如果训练后有营养的补充，身体会储存更多的糖原，好应对你下一次的训练。

### 身体储水增加

如果糖原超量恢复，它会按照1∶3或者1∶4的比例储存水分，因此体重增加。

### 骨密度增加

人体骨密度随着年龄的增长呈现逐渐下降的趋势，骨质疏松是很多中年人面临的问题。很多人只知道吃药、晒太阳补钙，却不知道运动才是缓解骨质疏松的最佳方式，它可以帮助我们恢复骨密度。

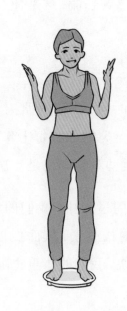

健身的时候，我们的肌

肉为了对抗不断增加的负荷会收缩起来，而强有力的肌肉收缩就会让骨骼机械压力增加，所以骨骼密度和骨骼质量在不断的增加。

综上所述，如果我们在正确的训练和饮食情况下，体重不减反增是很正常的现象。

# 多运动为什么不能瘦

有人认为少吃多运动一定能快速地瘦下来，真的是这样吗？

人体体内会分泌一种激素，叫作瘦素。它是一种由脂肪组织分泌的蛋白质类激素，进入血液循环后会调节糖、脂肪及能量代谢，促使人体减少摄食，增加能量释放，抑制脂肪细胞的合成，进而使体重减轻。

瘦素的功能有很多，主要表现在调控脂肪和体重。它可以抑制食欲，减少我们的进食量，从而会影响体重和体脂；增加能量消耗，有利于减脂；直接抑制脂肪合成，促进其分解；影响内分泌，对胰岛素的合成发挥负反馈调节，胰岛素的敏感性在减脂中会发挥一定的作用。

运动消耗的能量超过800~1000大卡后，人体瘦素水平就开始下降，运动量越大瘦素水平越低。

瘦素水平低，意味着消耗减少，脂肪合成增加，影响胰岛素的分泌，食欲增强，对减脂是非常不利的。

如果我们在减脂的过程当中运动量过大，身体就会发出疲劳的信息，在意志力不够强的情况下，我们很容易产生厌倦、抵抗、放弃的心理。

不管是生理还是心理都十分不利于减脂，所以运动量并不是越多越好。我们要做到量力而行，选择适合自己体能情况的运动，选择合适的量，突破舒适期，逐渐养成习惯才是最终有效的减脂方法。

建立正确的健身意识，真正科学的减肥方法是贵在坚持而不是迅速地瘦下来，瘦下来很简单，保持住才是最重要的。

# 脂肪到底去哪里了

减肥过程中，我们的脂肪到底去哪里了？以什么样的形式离开了我们的体内呢？

我接触过的学员中，没有人思考过这个问题。之所以提出来，是因为我发现很多减脂的原理可以通过思考这个问题得到。

运动后，脂肪在体内燃烧转变成二氧化碳和水。二氧化碳是通过呼吸系统排出体外，水则以汗液、尿液等液体形式排出体外。

二氧化碳是绝大部分脂肪燃烧的标志，想要排出更多的二氧化碳，意味着我们要在单位时间内消耗更多的热量，也就是说我们在运动的过程中要提高运动效率。

出汗并不代表燃烧脂肪快，每个人的汗腺、新陈代谢不同，导致出汗量不同，我们要注意的是心率以及呼吸的问题。

当我们明白了脂肪是以怎样的形式排出体内时，就会知道到底用什么样的方法减脂最合适。

# 减肥成功的标准

减肥不应该以体重为标准，那我们应该以什么为标准来判断减肥到底有没有成功呢？

### 以镜子里的你为标准

一个人的减肥有没有效果，体重秤上的数字只能做参考，而体型则可以直观显示你是否瘦了。刚开始减肥的时候，一定要把自己拍照下来，至少拍四张照片，正面照、背后照还有正反两侧的照片。减肥了一段时间,你再拍四张照片,根据照片对比身形的变化,可以知道自己到底有没有瘦下来。

### 以皮尺量的维度为标准

皮尺量的维度能够衡量你的身材到底有没有变化。但建议在同一个时间段以及身体同一个部位量,如果每次量的时间和身体部位都不一样,就很难得出标准。

### 以脂肪卡尺的数据为标准

脂肪卡尺可以测量我们的脂肪厚度,网上可以购买。

这三个标准在我们减肥时都可以用到,非常有参考意义。

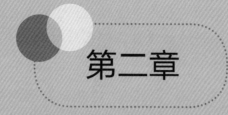

第二章

减肥时必须注意的点

很多女性在减肥的过程中追求速度快，要求自己在短时间内瘦下来。但她们在减肥时发现自己的皮肤好像没有以前好了，头发掉落得非常快，月经也不稳定。

　　大家都说减肥诀窍是"管住嘴，迈开腿"，却忽视了很多要注意的点，维生素、钙、铁没有及时得到补充而导致快速衰老。在运动过程中，这些元素流失得非常快，如果没有补充及时，就会加快衰老的速度。

　　一旦忽略了这些必须注意的点，我们就会在减肥过程中走很多弯路。有句话"选择大于努力"，如果我们一开始走错了方向，就很难弥补。

# 均衡饮食让身体机能更好

不少人认为减肥的时候主要以水果和蔬菜进食就不会缺乏维生素,实际上真的是这样吗?

我们要确定的是维生素来自哪里? 蔬菜和水果能提供的维生素大概有哪些? 为什么我们还会缺乏维生素呢?

维生素不仅仅来自蔬菜和水果,很多维生素存在于动物性食物里面,如果我们缺乏了动物性食物里的维生素,身体功能就会减弱,机能也会下降。

蔬菜和水果里面含有比较多的是维生素 C、维生素 K 和叶酸,但是叶酸和维生素 K 在动物性食物里也有。

维生素 E 主要来源于植物油、种子、坚果。很多人减肥时只吃蔬菜和水果,很少吃植物油和坚果类的东西,少吃

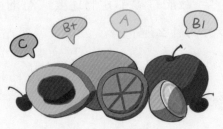

就意味着维生素 E 的含量减少了。

维生素 A 和维生素 D 主要存在于动物性的植物食物里面，虽然维生素 A 也可以靠类胡萝卜素来转化，但是维生素 D 在植物性的食物里面含量非常少。

维生素 $B_2$ 的最好来源是动物性食物，也就是我们俗称的肉蛋奶。虽然有些蔬菜也能够提供维生素 $B_2$，但是如果仅仅吃蔬菜水果，摄入量远远少于吃肉蛋奶的人。还有维生素 $B_{12}$ 的主要来源也是动物性食物。

所以如果我们只吃水果和蔬菜，是永远没有办法满足身体需求的维生素的。因此我们还是应该均衡饮食，合理地摄入才能够让我们的身体机能更加好。

# 微量元素铁是女人的好朋友

减肥过程中我们还要注意的就是钙和铁这两种微量元素的摄入，为什么呢？

首先，大量的运动会造成钙和铁的流失。女人每个月通过月经也会丢失不少的铁。

铁对免疫功能、运动能力和人的行为、认知能力都有很大的影响，缺铁特别容易造成乏力疲倦、无精打采。

人体对铁有比较好的周转调整机制，但是人体对铁的储存数量是有限的。人们对食物里的铁吸收率普遍不高，理想情况下不会超过50%，在这种情况下我们要如何补充自身的铁元素？

植物性的食物里主要是血红素铁，生物利用率比较低。比较好的来源就是在动物性蛋白质，尤其是在红肉里面。肉类食物要跟其他食物一起吃，才能发挥最大的效果。

什么东西能促进铁的吸收呢？

第一，维生素C能够促进铁的吸收。

第二，维生素A和胡萝卜素有助于膳食铁的吸收。

减肥的女性尤其要注意这两种膳食纤维的补充。

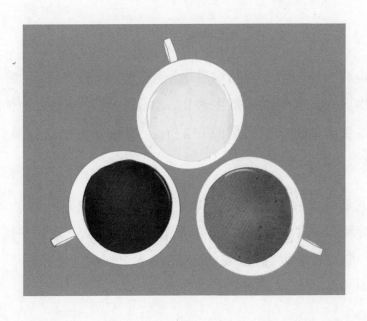

同样，我们要注意的就是不利于铁吸收的东西。比如存在于谷物种子、豆类、坚果里面的肌醇六磷酸盐，但要注意的是维生素C又能对抗肌醇六磷酸盐。

还有就是多酚类化合物，比如我们经常喝的茶、咖啡、可可、红酒等，都会抑制非血红素铁的吸收。

# B 类维生素的秘密

B类维生素大多和能量物质的代谢相关联，所以在运动过程中，补充维生素是非常重要的。

### 维生素 $B_1$

也称为硫胺素。动物内脏、全麦食物、杂粮豌豆、芦笋、芹菜等食物里面含有丰富的维生素 $B_1$。如果我们在运动大的情况下，补充维生素的量是正常量的1~2倍，正常情况下女人应每天补充1.2mg维生素。

我们常说的动物内脏主要指肝、肾、胰、脾和脑，这些内脏的胆固醇和嘌呤含量都比较高，正常情况下一周吃一次。建议少吃，患有心脑血管疾病、高尿酸、痛风的病人更加要少吃。

### 维生素B$_2$

又称为核黄素和蛋白质，它与脂肪、碳水化合物的能量产生有很大的关系。核黄素含量比较高的食物有奶类、奶制品、动物肝肾、蛋黄、鳝鱼、胡萝卜、香菇、芹菜、橘子、柑橙等。

正常情况下，女性所需为每天1.2mg；如果在运动的情况下，比正常量多1~2倍就足够了。

### 维生素B$_3$

又称烟酸，同样和蛋白质、碳水化合物、脂肪的能量产生有一定的关系。维生素B$_3$含量比较丰富的食物有肉类、谷类和豆类。摄入动物性蛋白质比较多的人一般不会缺少维生素B$_3$，因为动物性食物里面含有色氨酸，它能够转化成维生素B$_3$。

女性补充量最好是每天12mg，在运动过程中需求量可能会大一点儿。

### 维生素B$_5$

又称泛酸，在绝大部分的食物里面都存在。适合多种代谢环节，是维持上皮功能正常所必需的辅酶a的组成部分。

因为维生素B存在于大部分的食物里面，所以我们不需要去刻意地补充维生素B$_5$。做到均衡饮食，我们体内基本不会缺乏维生素B$_5$。

维生素B$_6$

主要跟糖原和蛋白质代谢有关,体内储存的糖原想要变成葡萄糖或者氨基酸想要转换利用都需要维生素B$_6$。维生素B$_6$一般存在于肉、蔬菜、坚果、香蕉、全谷食物里面。

维生素B$_6$一般不需要特别去补充,因为一旦超出了我们身体限制的量就容易产生毒性。正常情况下,成年女性的量是每天1.4mg,如果要补充也要注意补充的量,不能大于这个量的3倍。

维生素B$_{12}$

我们每天对维生素B$_{12}$的需求比较少,再加上我们平时吃的食物里并不会缺乏B$_{12}$,所以不需要特别去补充。维生素B$_{12}$存在于动物肝脏、肾脏、牛肉、猪肉、鸡肉、鱼类、蛤类、蛋、牛奶、乳酪、乳制品、腐乳等。

# 减肥为什么会衰老

如果我们在减肥的过程中饮食不当并且大量运动,就有可能会导致营养不良,而营养不良则有可能导致衰老,出现皮肤松弛、憔悴、毛发脱落甚至月经闭经等情况。

为什么运动了反而造成衰老呢?

第一, 很多人在减肥过程当中只吃蔬菜水果不吃肉, 缺少蛋白质。植物里面的蛋白质并不能够满足人体的需求。而蛋白质是身体最主要的营养素, 如果缺乏了蛋白质就会导致肌肉丢失、皮肤松弛以及毛发脱落。

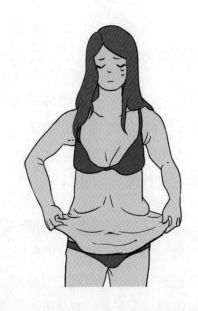

肉类里面含有很多微量元素, 比较常见的是锌, 它是维持睾酮水平的重要营养素, 对肌肉的合成有很大的影响。一旦营养跟不上, 缺乏微量元素和维生素就会造成身体老化、身体机能下降。

俗话说: "七分吃, 三分练", 饮食占了绝大部分。很多人吃都没吃好就拼命去训练反而会得不偿失, 我建议大家一定要把饮食做到位之后再好好进行训练。

第二, 剧烈运动会增加氧气的摄入, 因为剧烈运动需要更多的能量支持, 这就需要消耗更多的氧气, 但摄入过多氧气容易产生副作用。很多理论上认为人体的衰老, 各种慢性病的发生都跟氧化应激有关系, 什么叫作氧化应激呢?

氧化应激倾向于氧化, 是指体内氧化与抗氧化作用失衡, 导致中性粒细胞炎性浸润, 蛋白酶分泌增加, 产生大量氧化中间产物。氧化应激是由自由基在体内产生的一种负面作用，并被认为是导致衰老和疾病的一个重要因素。

所以减肥时大量的运动对身体产生过大的氧化压力，这时候如果我们本身的抗氧化能力不足，就有可能导致人体衰老，这就需要我们均衡营养，这样才能跟得上我们大量的运动，才能让我们的抗氧化能力加强。

吃一定要吃得营养均衡，能够让我们在运动过程中收获到自己想要的身材的同时，也能把我们的身体机能提上去，很多人在减肥过程当中，会觉得乏力，精气神没有那么好，有可能你身体机能在下降，饮食没有做到位。

# 运动需要钙的支撑

研究表明，我们在运动过程当中会流失很多钙，因此我们在运动过程当中需要很多钙的支撑。女人普遍到了40岁以后骨质就开始流失，这时候需要提高我们的骨密度，降低老年骨质疏松的概率。

女性在运动的过程当中如何补充钙？

食物摄入

(1)牛奶含钙量较高,容易被人体吸取。它含有多种氨基酸、乳酸、矿物质以及维生素,能够促进钙的消化和吸收。

在减肥的过程中,一定要注意牛奶的摄入量。

(2)海带和虾皮都属于高钙海产品,同时它们还能够降低血脂,预防动脉硬化。尤其是虾皮,含钙量更高,25克的虾皮就含有500毫克的钙。吃海带和虾皮有利于我们在减肥时补充钙。

(3)豆制品的含钙量很高,比如大豆、豆浆、豆腐等。500克的豆浆含有150毫克的钙,是补钙的良品。但是不建议豆制品跟菠菜一同食用,菠菜含有草酸,可以和钙结合成草酸钙,妨碍人体对钙的吸收。

(4)动物的骨头含钙量为80%,但是不溶于水,难以吸收。如果想要让这些钙溶于水,一定要敲碎后再加醋慢慢熬,这样才能补充钙。

(5)蔬菜当中也有很多含钙量高的品种,比如小白菜、油菜、芹菜,这些含钙量都比较高。

补钙药物

很多人认为自己仅靠饮食并不能满足钙的摄入量,希望能用药物来辅助。但需要注意的是,钙片不能长期服用,建议询问医生。

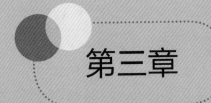

第三章

减肥药以及减肥补剂

为了追求减肥效果，不少美女会选择减肥药、减肥补剂以及代餐，这些到底有没有效果呢？

这一章，我将详细地介绍几种减肥产品，包括它们的用法、效果和副作用。帮你认清这些产品对身体的副作用，让你对自己的身体负责。

# 克伦特罗到底是什么

克伦特罗又称瘦肉精,它能够提高基础代谢率、增加脂肪燃烧、增长肌肉、减少脂肪。既然它的效果那么好,那么为什么不去用呢? 我们先来看一下克伦特罗的前世今生。

1.克伦特罗属于兴奋剂的一种。主要是肾上腺类,用于治疗支气管哮喘、慢性支气管和肺气肿等疾病。

2.在养殖牲畜的时候,有人发现克伦特罗可以增加牲口的瘦肉,减少脂肪。这可是一件一本万利的好事啊! 大家都知道瘦肉比肥肉好卖得多,比肥肉更贵,这就是不良商家频繁使用瘦肉精的原因。

3.克伦特罗可以控制体重、控制脂肪,所以在减肥的时候,很多人首先想到的就是使用克伦特罗这种药品。

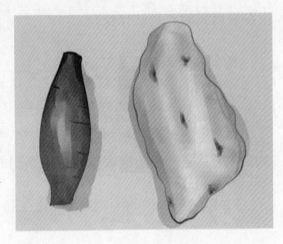

那克伦特罗的副作用是什么呢？

1. 导致钾损失，并且会消耗我们体内的牛磺酸，这就是为什么我们服用克伦特罗之后可能会发生抽搐抖动的情况，概率高达50%以上。

2. 如果心律不齐的人服用了克伦特罗，特别容易出现亢奋和心律失常的情况，有可能造成死亡。

3. 导致体温、血压升高，损害身体，可能出现代谢紊乱的情况。

# 左旋肉碱对减肥有用吗

左旋肉碱有一段时间特别火，因为大家认为左旋肉碱本身来源于肉类和乳制品，成分安全，对减肥有辅助性作用。比如牛肉中左旋肉碱的含量就比较高。

真实的左旋肉碱是怎样的呢？

人体中的左旋肉碱存在于肌肉当中，人体内的肝脏和肾脏也能合成少量的左旋肉碱，但它主要是由蛋氨酸和赖氨酸合成产生。主要作用就是把脂肪酸运输到肌肉细胞的线粒体氧化燃烧。

人体所含的左旋肉碱能够被储存起来，一般情况下人体所含的左旋肉碱足够使用，并且大部分是有剩余的。

左旋肉碱对减肥有没有效果其实存在很大的争议。

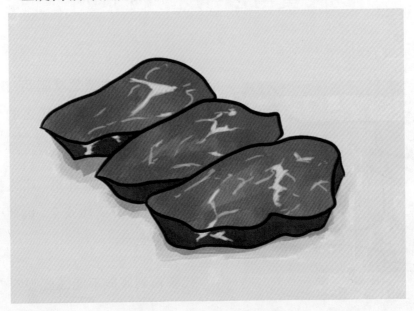

有些人认为在减脂的过程当中，左旋肉碱提高了燃脂的效率和减肥的速度，因而是有用的，主要表现在服用左旋肉碱之后，我们运动时会暴汗如雨，让人感觉效果确实比较好。

需要注意的是我们服用了左旋肉碱以后，要配合运动才能产生一定的效果。但是我们对食物里面的左旋肉碱的吸收力会比补剂的吸收力多3~4倍。

正常服用左旋肉碱一般是安全的，但大剂量服用有可能引起腹泻，一般控制在每天4~6g。

如果大家减肥时一定要服用左旋肉碱，建议选择可靠的品牌，避免有些不良商家以次充好，对我们的身体造成危害。

# 代餐可以用来减肥吗

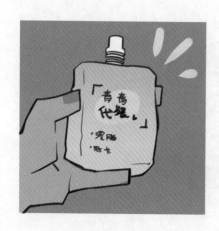

现在不少人都清楚减肥药对身体的副作用比较大，取而代之的就是代餐粉。

代餐粉主攻膳食纤维，让人拥有饱腹感，且成分天然安全，因此受到了大家的推崇。

代餐粉到底能不能减肥呢？

代餐粉的合理性在于膳食纤维高、能量低，这是它的特点，也是它的优点。

但是代餐粉的钠含量为零，这就是大家吃了代餐粉后减肥效果这么明显的原因。

不摄取钠会造成什么后果呢？

就是没有办法锁住身体的水分，人体中70%是水分，成年女性为50%和55%。锁不住水分，体重自然会下降得很快。

代餐粉在市面上宣称自己的成分含有多种膳食纤维，营养丰富。但是一个代餐粉只有几十克的重量，要包含那么多的成分，每种成分能占到多少呢?

说到底代餐粉就是锁不住水分,并且需要配合商家的饮食和条件,相当于节食减肥。

不建议一天三餐,长期都吃代餐粉来减肥,这样容易造成营养不均衡。但是对于确实忙到没时间吃饭的人来说,可以偶尔用代餐粉代餐。

但是不要认为一天吃一次代餐,你就能马上瘦下来,同样你也要注意,在余下的两餐里面也要合理饮食,不要吃油炸食物、甜食以及高油高盐的食品,这样你才能达到自己想要的减肥效果。

还需要注意代餐不能吃一辈子,也没有办法一辈子去吃,毕竟代餐的能量有限,虽然会让你有饱腹感,但是仍旧不能代替天然食物,所以一定要注意,有条件的一定要选择天然食物,这样子你会更加健康,能够养成一个自律的一个过程,对于你以后都会更加有好处。

# 奥利司他是什么

奥利司他是减少食物热量吸收的减肥药,也是脂肪酶抑制剂。

人体要消化食物脂肪,首先要做的就是将食物脂肪分解成可以吸收的脂肪酸，这就需要胃肠道有足够的脂肪酶。

而奥利司他可以直接和胃肠道的脂肪酶进行结合，让脂肪酶失去作用。在这种情况下，食物当中的部分脂肪没有办法进行消化吸收，它只能有一种结果，就是随着粪便排出体外。

调查显示，奥利司他能够阻止30%的脂肪被吸收，这个数字特别可观，但是你在服用奥利司他的同时，也要保持低脂肪膳食。如果你进行高脂肪膳食，可能会出现腹泻等不良情况。因为奥利司他降低了人体消化脂肪的能力，所以大部分脂肪都无法被消化。

奥利司他的副作用主要是引起消化不良、腹部不适、腹泻以及大便紧迫感等。脂肪没有被消化就直接排出体外，有可能会造成脂溶性的营养素被排出去，虽然现在没有数据证明奥利司他会出现营养素不良的问题，但我们仍旧要注意，服用奥利司他的时候，应多摄入脂溶性营养素。

虽然奥利司他的副作用比其他减肥药小，但也要经过医生允许才可以服药。有些大体重者因无法进行运动减肥，就可以尝试使用减肥药进行辅助性的减肥，但是一定要通过医生的安排。

还要注意一点，如果因服用奥利司他发生腹泻，要及时补充水分，避免脱水。

如果不是大体重者，建议使用运动和饮食控制的方式减肥，这样对自己的身体健康更有保障。

# 咖啡因对减肥有什么作用

研究表明，少量的咖啡因可以提高人体的基础代谢，并且咖啡因含有抑制脂肪合成作用的成分，咖啡因里的镇痛作用可以让我们更容易耐受运动带来的肌肉疼痛感，让我们运动更持久，对减脂有一定的效果。

如果想用减肥补剂，就可以选择咖啡因。但是要注意的是，因为每个人的敏感性差异会比较大，所以一定要考虑到自己个体的问题。直接服用咖啡因胶囊会比喝咖啡更好。

这里有几点需要注意的，心律不齐、高血压、心脏病的人不可以服用咖啡因，要清楚自己的身体状况，不要盲目地追求快速减肥，而忽略自己身体的状况。

很多人会选择通过喝咖啡来获取咖啡因，但是建议不要这样，因为很多人喝咖啡的时候不习惯那个苦味，会额外加一些糖分。其次，现成的咖啡因胶囊，对人体会更好。

咖啡因的剂量要注意一点，每千克体重最好不要超过 5 毫克，每天摄入量不要超过 1 克。

需要注意的就是咖啡因属于兴奋物质，会有一定的副作用，比如躁动，头疼，失眠、肌肉抽动、焦虑、血压升高、心跳加快，等等。

如果在喝了咖啡因再去运动的情况下出现这样的症状，请立即停止运动，并且进行调整。

还需要注意的是，只喝咖啡因不代表你就能瘦下来，配合运动，效果会更好，同时也能养成自立的习惯，身体会更好。

减肥其实就是一个自律的过程，仅仅靠药物不一定能达到你想要的效果，养成自律的过程确实比较难，但是成功以后，你的成就感以及你的生活会发生翻天覆地的改变。

# 绿茶和椰子油可以减肥吗

绿茶可以减肥吗？

绿茶能够减肥的有效成分主要是咖啡因和儿茶酚，然而这两种东西都属于兴奋剂，虽然研究表明儿茶酚会抑制脂肪的合成，但是具体研究成果还不是很统一。

即使是服用绿茶提取物进行减肥，仍旧要配合运动，如果不配合运动效果并不会很明显。所以如果真的想要减肥，要管住嘴、迈开腿，不建议使用减肥药物，体重过大者可根据医嘱服用。

椰子油也减肥？

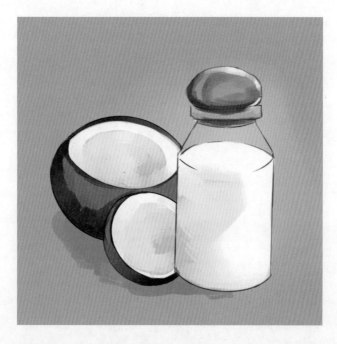

　　椰子油也是一款非常火爆的减肥产品，因为是从纯天然食物里面提取的，大家也认为安全系数更高。所以有一段时间非常的火爆，我们来看一下具体的成分。

　　椰子油里面主要成分是中链脂肪酸，有研究表明中链脂肪酸吸收比较快，对脂肪消化酶依赖性会比较小，并且脂肪酸是不依赖肉碱运输的，直接就能进入线粒体氧化。

　　正是因为它有这些特点，被认为能够引起更多的能量消耗，并且还有人认为中链脂肪酸能够制造饱腹感。

　　到底椰子油能不能减肥呢？人体实验的具体数字并不能表明它对减肥有一定的作用。但是有一点需要注意，椰子油吃多了，可能会造成肠胃不适、闹肚子，建议大家如果要尝试椰子油减肥，不要吃太多，可以用椰子油拌沙拉和涂抹面包。

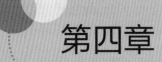

第四章

简单器械和美食食谱推荐

一说到减肥，大家的第一反应就是去健身房办一张健身卡，可是办了健身卡之后，不管是因为距离原因，还是因为去健身房的时间成本太高，总会选择放弃。其实如果有时间的话，可以买一些器械放家里面，简单方便，随时可以运动，也找不到借口去放弃。

　　本章主要介绍一些比较常用的器械，在家里也可以用，并且它不会占太大空间，价格也便宜，效果还非常好。

　　很多人一说到减肥就会觉得是一件非常痛苦的事情，觉得要吃素菜，包括不能放太多盐，吃起来非常痛苦。

　　本章会有很多美食推荐，让你在减肥的过程当中，同样可以享受美食，而不是去做"苦行僧"。　所以不要把减肥想得那么困难，你只要掌握了正确的方法就可以很容易地实现你想要的目标。

# 弹力带和阻力带

在这里为大家推荐两种器材：弹力带和阻力带。

为什么推荐它们呢？

第一个原因，简单方便，你可以在淘宝上选择自己喜欢的重量以及颜色，关键是能够不受场地的限制，随时随地进行训练。

主要针对比较忙、没有空去健身房的上班族，或者是在家带孩子的宝妈们。因为他们去健身房的时间成本和金钱成本都相对比较高，在家里进行训练无疑是最好的选择。

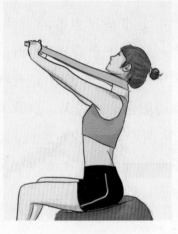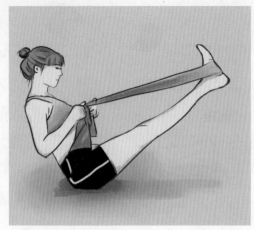

如果是初学者以及女性，建议从小重量入手，不要小瞧弹力带，大的重量成年男子也不一定能拉得动。因为一旦弹力带力量太大，也就不能利用弹力带做自己想做的动作。

女性力量训练是不可以少的，如果不去健身房，弹力带无疑是最好的帮手。

第二个原因，很多人因为经常出差，所以没有办法去健身房。那么就可以选择携带弹力带，即使外出出差可以做几组力量训练，以便养成每天运动的习惯。

而且弹力带对比哑铃能节约大量的空间，便于携带，这样自己也不会那么排斥训练了。

第三个原因，因为弹力大，所以它能够360°无死角地训练到身体的各方面，在有人教你的情况下，弹力带其实特别好找感觉。因为它重量轻，你更能够感受到肌肉的发力，我们进行力量训练的时候，主要是找到肌肉的收缩感，一旦找到了以后，你的力量训练就会事半功倍。

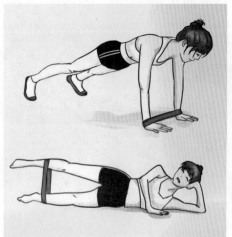

阻力带是弹力带的一种，它也可以用于全身训练，但是它属于一个圆圈，可能对有些人的局限性会比较大。总的来说，这两个都是属于便携、而且用途非常大、非常适合在家里面进行训练的器械。

不管是弹力带还是阻力带,一定要量力而行,可以随着自己慢慢增长起来的力量,适时更换重量更大的弹力带。

# 哑铃、瑜伽垫和狼牙棒

接下来,再推荐三个器械:瑜伽垫、哑铃和狼牙棒,为什么推荐这三种器械?

### 哑铃

哑铃最好买组合型的哑铃,为什么呢?因为刚开始的时候我们使用的重量会比较轻,到了后期力量增长,你就要更换哑铃。如果单买一种重量成本比较大,而且你也会觉得比较浪费。所以,选择组合型的哑铃,就可以随时更换。

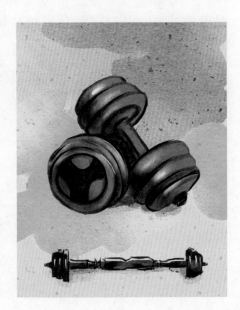

哑铃本身的用处非常大,不管是肩部、腹部、胸部还是下肢各方面的训练都能够用到哑铃,是一个非常好用的家庭式健身器械。刚开始玩哑铃,新鲜度会比较大。很多女生因为刚开始重量比较轻，很容易接受，而一旦上大重量的哑铃就觉得难以接受，所以我们需要给自己一个心理准备过程。

家里有小孩的，哑铃要放好，避免小孩因为哑铃而误伤自己。

### 瑜伽垫

可能有人看到这个的时候会觉得很好奇，我是一个要练健身、要减肥的人，要一个瑜伽垫做什么？瑜伽垫可以让你做很多可以练到全身的动作。比如平板支撑就必须要在瑜伽垫上完成，不能在床上，因为床本身比较软，容易凹凸不平，受力不均，长此以往，会影响身体各方面的肌肉，并且一旦受力不均，容易造成自身不舒服。

再比如，我们做腹部力量的时候，瑜伽垫也是必不可少的一个家庭健身用具。不管是健身的时候，还是放松的时候，用处都是非常大的，因为很多女生担心健身的时候自己的腿会变粗，那么这个时候你可以在瑜伽垫上给自己放松、进行拉伸。放松和拉伸你的肌肉在一定程度上也可以缓解酸痛感。

### 狼牙棒

为什么推荐这个东西呢？因为刚开始训练的时候，肌肉肯定会有一定的酸痛感，有些人会难以忍受这种酸痛感。狼牙棒就可

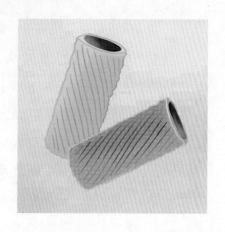

以给自己进行放松,不仅仅是别人给你放松,你自身也可以利用自重进行放松,而且进行很多力量训练的时候,你可以利用狼牙棒先激活部分肌肉,再进行力量训练,会有更多的肌肉收缩感。

总的来说,狼牙棒是一个物美价廉的好物,可以放在家里给自己放松,缓解肌肉酸痛感,同时也可以给家人放松。

# 我爱吃肉

### 卤牛肉

食材:牛腱、大葱、姜、蒜、小茴香、花椒、八角、桂皮、香叶、肉蔻、草果、干辣椒、老抽、生抽、冰糖、白酒、盐。

1.牛腱切成块,不要太小。

2.切好的牛腱先冲洗干净,然后在水里浸泡1小时,去血水。期间多换水,只用泡的。

3.控干水分的牛腱,放进冰箱冷冻1小时。

4.往电饭锅里倒入全部香料、调味料,放入水。

5.往电饭锅里放入冰冻的牛腱,把煮开的卤料汤汁没过牛腱。

6.煮好的牛肉一定要自然冷却,最好在卤汁里泡过夜,隔天再拿出来切片食用。做不到隔夜，也至少要放冰箱冷藏4小时，不然会容易碎。

7.放入调料搅拌。

## 柠汁鸡排

**食材**：鸡胸肉、鸡蛋、玉米淀粉、黑胡椒、盐、白醋、柠檬汁、糖。

1.鸡胸肉用刀背拍散，加盐和黑胡椒腌制15分钟。

2.玉米淀粉和鸡蛋，打均匀，混合成蛋糊。想要热量低一点儿就不加玉米淀粉，直接用蛋液。

3.将鸡胸肉完全裹上蛋糊。

4.锅里刷一层薄薄的油，放入鸡胸肉，煎熟后出锅，油不要太多，鸡胸肉在裹上蛋液之前，一定要用厨房纸，吸掉多余的水分。下锅前，如果怕油太多也可以用厨房纸在锅里擦一遍，把多余的油都擦掉。

5.放入柠檬汁、白醋、糖，小火加热至糖融化，最后把汁淋在鸡胸肉上即可。

## 凉拌鸡丝

**食材**：鸡胸肉、食用油、熟白芝麻、黄瓜、红椒辣椒面、八角、花椒小米椒、花椒油、蚝油、生抽、陈醋、盐、糖、料酒、大蒜、姜、葱。

1.锅中加水,放入八角、花椒、姜片、葱段、蒜瓣、料酒,下鸡胸肉,大火煮沸后,转中小火煮10分钟。最好把鸡胸肉切成几大块,再下锅煮,这样才不会煮得太老。

2.捞出鸡胸肉过冷水,待温热不烫手后,用手撕鸡胸肉,将鸡肉撕成条状备用。顺着鸡胸肉纹理的方向比较好吃,鸡胸肉撕得越细越入味。

3.蒜和小米椒切碎,黄瓜和红椒切丝。

4.取一只小碗,放些蒜末、小米椒、白芝麻、花椒和辣椒备用。

5.锅中倒入两汤匙的油,加热至微微冒烟,将热油浇到切碎的辣椒、花椒中。

6.拿一个小碗放生抽、陈醋、蚝油和少许糖,搅拌均匀,各种调味品的用量可以根据个人口味添加。

7.将鸡丝、红椒丝和黄瓜放在一个稍大的碗中,淋上刚做好的酱汁,搅拌均匀,淋上辣椒油就完成了。

## 烤虾干

食材:鲜虾、辣椒粉、孜然粉。

1.剪掉虾须,烧开水,加入葱、姜去腥,倒入虾煮至变色。

2.然后在烤盘上铺上锡纸放虾,刷一层薄薄的油放入烤箱烤30分钟(烤箱可以用微波炉或者电饭锅代替。)

3.根据个人口味撒上孜然粉和辣椒粉，如果不喜欢这个口味，也可以撒点儿盐和胡椒粉。

# 素菜也可以很好吃

## 香煎豆腐

食材：泡椒、豆腐、香菜。

1.煎熟豆腐，放一点点油，用刷子刷一遍就可以。最好是用不粘锅做菜，如果要想长期吃得比较好一点，并且省油，那我就建议你买一个不粘锅，有个不粘锅省事很多。

2.豆腐两边变金黄色了，就放入泡椒煮一下，泡椒已经有咸味了，所以自己看一下需不需要加盐，最后放入香菜。

## 秋葵炒鸡丁

秋葵的营养价值很高，有利于减脂、塑形以及增肌，并且它含有黏多糖、维生素，有助于消化护肠胃，增强免疫力，可以多吃。

食材：秋葵、鸡腿肉、红辣椒、黑胡椒、料酒、玉米淀粉、橄榄油少许、生抽少许、盐少许。

根据自己的口味去调配这个调味品。

做法：

1.用厨房剪刀,将鸡腿去骨、去皮再切成丁。

2.鸡丁加入黑胡椒、料酒、玉米淀粉,腌制5分钟。

3.秋葵洗干净,用盐搓,可以去除表面的绒毛。

4.秋葵冲洗干净,再切成片。

5.倒入少许油,炒一下鸡丁。

6.鸡丁六成熟的时候放入秋葵一起炒,如果喜欢吃辣的,可以放点儿辣椒。

凉拌秋葵

食材:葱、蒜、辣椒、生抽、酱油、盐、鸡精、秋葵。

做法：

1.秋葵用刀横着切,切成什么形状都可以,但是尽量切得小一点儿,放入煮开的水中,煮到秋葵变色,用勺子捞出来。

2.用酱油、盐、鸡精、生抽、葱、姜、蒜、辣椒,拌好酱汁放入秋葵中,搅拌下即可。

保存：

秋葵生在热带，怕冷，直接放进4℃的冰箱里，很快就会长冻疮，出现水渍一样的痕，甚至还会化成一摊软泥，如果无法在当天使用完，最好把冰箱的温度调到9℃左右。

挑选：

秋葵颜色翠绿，表面有毛、饱满，5~10㎝长短口感最佳。

注意：秋葵属于寒凉蔬菜，肠胃虚寒、功能不佳、经常腹泻的小伙伴不可以多吃。

## 凉拌金针菇

食材：金针菇，辣椒，蒜。

1.金针菇水煮一下。

2.煮完后捞起，沥干水分。

3.加入辣椒、蒜以及一点点酱油、少量的盐和鸡精，加一点点香油。

根据自己的口味进行调制，凉拌金针菇是一道美味可口又简单的凉拌菜，其实葱姜蒜的热量基本上可以忽略不计，不用担心吃这些调味品会发胖，香油可以放一点儿，不要放特别多。

凉拌生菜

食材：生菜，辣椒，蒜。

1.生菜洗好以后，热水沸腾以后生菜放下去迅速捞起来，生菜煮的时间久了会发黄。

2.捞起来后沥干水分，放入辣椒、蒜、油、盐进行调味，不要放辣椒酱，辣椒酱有很多的油脂，不是特别适合减脂人群，最好用生辣椒。

凉拌菜的操作大多数都大同小异，但是凉拌菜制作比较简单，比较适合工作强度比较高的人。

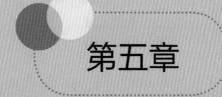

第五章

如何做减肥训练

很多时候我们没有办法请教练给自己量身定制一个训练计划，那自己该怎么样去安排自己的训练呢？有氧训练和力量训练该如何搭配呢？本章节会介绍应该如何进行搭配，给自己做好训练计划。

在减肥过程中，科学的方法和饮食的确非常重要。但最主要的是，如果你要建立一个新的习惯，必须要推翻之前的旧习惯，培养自己的运动习惯，这个过程是非常重要的。

如果让一个没有任何运动习惯的人突然有很大的运动量，肯定无法接受，并且肯定也没有办法完成，这就会造成失落感。那这个过程当中如何让自己有成就感？

如何在日复一日的过程当中找到训练的幸福感，培养出自己的运动习惯，就变得非常重要了。

所以我在这个章节说了几个要点，第一，微习惯开始培养自己的运动习惯；第二，碎片化运动；第三，正向反馈运动。这三点有助于你对自身的肯定，能够让你自己在训练的过程当中找到成就感，坚持运动。

要明白，减肥并不是一阵子的事情，而是一辈子的事情。在这个过程当中要想让自己减肥，养成一个好习惯，就必须要有正向反馈，以及要有正确的科学方式来面对自己。每个人的情况不一样，所以正确地辨别自己的情况很重要。

减肥减的不仅是体重，更重要的是培养自己的运动习惯，给自己更多的精力，不管我们做什么事情，精力、体能都是第一位。

所以我希望你们在这个章节当中找到自己正确的方向并为之努力，而且能够找到适合自己的运动方式。

# 力量训练要和有氧训练相结合

大多数人在减肥的时候,第一想到的就是跑步,觉得跑步是最好的减肥方法。早起约上朋友去户外跑步,认为这就是最好的减肥方法,饮食上多注意一下就可以了。而真实情况是怎么样的?

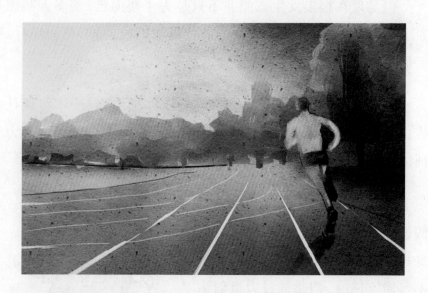

我们先说说什么叫作有氧训练,有氧训练在日常当中比较常见的就是健身房的跑步机、椭圆机和动感单车。比较好的大型健身房可能还会有爬楼梯机以及划船机,这些都属于有氧训练。

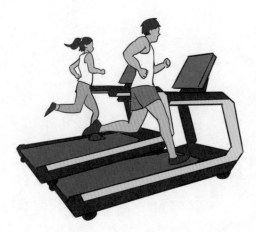

有氧训练和力量训练该如何进行选择呢？想必这是很多女生都会迷茫的问题，害怕变成"金刚芭比"。我前面也说过，男女的差异造就了女生不太可能在日常的训练当中练成"金刚芭比"。

那么有氧训练是不是比力量训练更好呢？说句实话，有氧训练确实是可以直接动用和分解脂肪的。在力量训练的过程中消耗的脂肪相对来说比较少。

但是现在很多女生减肥并不只是为了瘦而已，很多人减肥是为了穿衣服更好看，为了让我们的背更加挺拔，身形更加好看，不管是练瑜伽还是普拉提，都是为了培养气质。

但是我告诉你，有氧训练不可能让你练出翘臀，不可能让你练出腹肌，也不会让你的背部挺拔起来，这些主要都是要靠力量训练的。

力量训练能够改变你的体型。假设你是苹果身型，想要变成梨形身材，如果你只是通过有氧训练是不可能实现的，但是通过力量训练就有可能变成梨形身材。

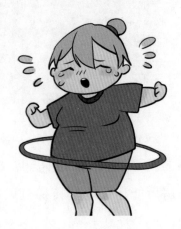

它能够改善你的粗腰，能够改

善你扁平的臀部等。这些都能够通过力量训练帮你很好的改善，但是有氧训练不能给你带来这样的体型改变。

而且有氧运动首先消耗的是肌肉，接着是脂肪，假设你减了1千克的体重，可能里面有一半以上是肌肉量的减少，这就意味着你的新陈代谢水平会下降。如果新陈代谢水平下降，就意味着总消耗的降低，也就是说你容易变成易胖体质。想要变成易瘦体质，就要提高新陈代谢，只有在长肌肉的情况下你才有可能提高新陈代谢。

长期进行有氧训练，一不留神，你就有可能恢复到最初的体重，人们说减肥越减越肥，这是一句真话。而长期进行力量训练，你会发现自己的体重下降了，同时还收获了自己想要的马甲线、翘臀，这些才是最诱惑人的。

有研究表明，长期的力量训练会让血清内瘦素和脂联素增加。脂联素和瘦素非常的相似，它对减肥非常有帮助，脂联素可以促进肌肉对脂肪酸的利用，也就是说长期的抗阻训练能够让机体处于更少脂肪储备的情况。

# 减肥30分钟才有效吗

很多人都听过30分钟持续的运动才会产生效果，所以一听到

30分钟就觉得恐惧。对很多运动员来说，运动30分钟并且是持续性的，是一种痛苦，很难坚持下来。还不如放弃运动，选择其他的方法来减肥，比如说节食、吃减肥药等。

到底是不是只有运动30分钟才能燃烧脂肪呢？我们运动里面有这样说法，刚开始运动的时候你消耗的是atp，随后糖原参与进来，接着就是脂肪参与进来，但是一般情况糖原消耗之后脂肪就会参与进来。

刚开始确实是由atp在消耗，接着就是糖原和脂肪按照不同的比例进行消耗，也就是说你的脂肪是随时随地在消耗的，包括我们在躺着的时候其实也是在消耗脂肪的，只是说消耗的比例并不是很大，但是如果我们运动强度增大，其实脂肪的占比就会更加大，这样的减肥效果会更加明显。

所以不要再相信30分钟才有燃烧脂肪的效果，只要你想要运动，只要能够消耗脂肪的燃烧，那你的减肥就是有效果的。

在运动时间尤其是有氧训练时间越长的情况下，一般脂肪提供能量比例就会越大，这就是为什么需要长时间的有氧训练。

如果刚开始你无法坚持运动30分钟，你可以选择5分钟、10分钟的运动建立起运动的习惯，先把运动习惯培养起来，再接着去想真正的减肥，但是如果你第一步都不迈出来，那么无论需要多少分钟燃烧脂肪，你都没有办法获得自己想要的身材。

# 让运动触手可及

科学的减肥方式是从饮食和运动一起下手的，也就是所说的"管住嘴，迈开腿"，可能大家会遇到一个问题，之前没有运动的习惯，现在如何建立起一个运动的习惯？

大多数人刚开始运动都觉得可以坚持，每天也非常有动力，可是过了两个星期或者一个月后激情就被磨灭光。有些人在运动初期的时候体重还会上涨，没有得到合理的解释，久而久之就容易放弃，因为每天运动本身就很考验人的意志力以及身体机能。

尤其是没有运动的习惯，重新开始运动的过程当中很容易产生身体酸痛，再加上运动过程当中比较难熬，很难坚持下来，这就会成为大多数人没有办法坚持运动的理由。

针对这个问题，我给出自己的意见。如果本身没有运动的习惯，突然间大量的运动，身体和心理上都很难接受，即使你能坚持两三个星期，你也很容易再度放弃，因为对你来说每天运动会产生一个很焦虑的心态，久而久之就会对运

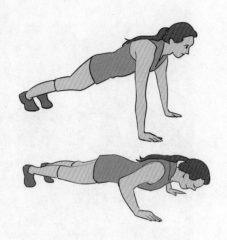

动产生一种反抗心理。

　　这种情况我们该如何解决？建立微习惯，从小习惯开始培养运动，每天运动先从5分钟开始，累积到10分钟，再到20分钟，如果有时间可以把时间加到45分钟并且饮食再加以控制。这样你就能坚持，并且也不会感受到压力，久而久之成为习惯，你会觉得运动其实也没有那么可怕。

　　《微习惯》的作者为了培养自己的运动习惯，从一个俯卧撑开始，逐渐加到自己想要的目标。如果一开始你觉得5分钟的运动量非常大，你可以先设立一个触手可及的目标，比如说每天可以在原地跑1分钟，这样你就会觉得运动其实也没有那么困难，往后逐渐增加运动量，对于你的目标感会更加强烈。

　　把运动作为一件触手可及的事情，设定一个随时随地都可以实现的目标，这样不会让自己有压力感，但也要设立一个更高的

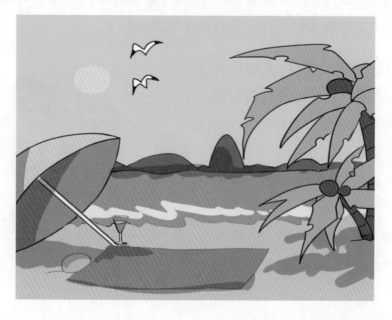

目标，给自己增加一点点目标感，同时达成目标以后要给自己相应的奖励。

所以想要从舒适区走出去，一定要建立一个微习惯，为什么说减肥要以3个月为最基础的目标，就是因为从没有运动的习惯，到拥有运动习惯需要一个过程，这个过程需要时间的累积。

# 如何选择适合自己的运动

如何选择适合自己的运动？每个人的身体素质不一样，选择的运动也是不一样的，如果强行选择不适合自己的运动，反而会达不到你想要的效果，让你的身体有所损伤。

### 膝盖受过伤的人并且膝盖比较敏感的人群

不建议跑步，即使是在跑步机上跑。如果你一定要使用跑步机，建议快走或者慢慢地跑，不要快跑。可以选择健身房里的椭圆机，这个对膝盖比较好。

抑或选择游泳以及骑自行车，跑步机是最后的选择，其他的选择相对来说对自身会更好。

膝盖比较不好的人群，不建议爬楼梯进行减肥。

### 体重过重者

也不建议在跑步机上进行跑步、快走，因为这对膝盖的损害非常大，建议刚开始可以踩自行车，对膝关节会比较好。

### 生产完42天的妈妈

建议选择轻重量并且是小幅度的运动，比如体操。

不是说力量训练和快走都不适合，等过了这个时期之后可以考虑力量以及其他的有氧运动。

### 体重过轻者

不要做太多的有氧运动，多选择力量训练，并且饮食要搭配好。不要一味想着有氧才是王道，一定要知道，力量才是王道。

### 低血糖者

不适合在跑步机上进行快跑，并且要随时准备好柠檬水，最好往水里加一点儿糖，防止自己因低血糖晕倒，最好是能够找到有扶手的地方。如果是要在跑步机上运动，尽量选择慢走或者快走，不要让自己的体力透支。

# 建立正向反馈运动

运动减肥要抵抗食物的诱惑以及身体酸痛感，这样如何能够坚持下来呢？我们首先要考虑的就是拥有正向反馈。

正向反馈就是你要每天记录数据，每一天进步一点点，你的大脑以及你的身体都会产生极大的愉悦感和成就感，一旦有愉悦感和成就感，你做这件事情就更加容易。

如何记录自己的身体数据以及运动数据？

下载石墨App记录自己的身体，建立一个Excel的文档，记录自己每天的运动以及食物，再下载一个薄荷App，分析自己的饮食热量，第二天做调整。

一个星期量一次三围，也就是胸围、腰围以及臀围。这三者在运动当中变化程度比较大，尤其是腰围的变化。不过刚开始你的运动量不是特别大，并且饮食也没有做到非常规范的情况下，不建议这样去做，因为这会增加你的失落感。

你还要建立起心理表征，看到这两个软件就要提醒自己去记录以及运动。一旦心理表征建立起来，你运动就会是一件自然而然的事情，不再变成一件强迫式的事情。

一旦出现对运动的懈怠，你就要考虑是否跟你的身体情况、情绪、其他重要事情有关系？

多问问自己，就明白自己的问题出在哪里，加以分析，久而久之你就能发现这个正向反馈运动对你来说是件简单并且有趣的事情，能够帮助你走到最后。

# 碎片化运动可行吗

很多人刚开始减肥就会把自己否定掉，为什么呢？因为他认为自己平时太忙了没有时间，总是加班并且家里面事情一大堆，没有时间运动，那么在这种情况下该如何进行减肥呢？

如果仅仅靠饮食控制可能效果并没有想象中那么好，而且即使是靠饮食控制，减肥的热量缺口只是靠饮食，你根本就没有办法满足自己的基础代谢，一旦基础代谢没有办法满足，身体就容易出现问题。

比如一般满足减肥的热量缺口是每天300~400卡路里。如果只靠饮食控制，女性的基础代谢通常是在1200卡路里左右。这样确实在一段时间内能瘦，但是减掉的基本都是肌肉，后期脂肪掉的并不是特别多，对你本身的基础代谢会有影响。

那这种情况该如何解决呢？碎片化运动就可以很好地解决，

因为即使你一整天都很忙,也有休息的时间,你工作久了也需要站一下或者是走动一下,这个时间就可以利用起来。

你可以去爬爬楼梯,如果你觉得太麻烦,你也可以站起来踮踮脚尖瞭望一下,多走路消耗一些热量,虽然说这些热量并不是太多。

这种碎片化的运动可能对自身来说效果不是特别明显,但是长久坚持效果一定会有的,你可以在控制饮食的同时利用碎片化时间进行运动。

比如说你今天回家可以选择爬楼梯;明明可以选择坐车的,但是因为距离不是很远,你可以选择骑自行车或者走路;你可以站着跟朋友聊天、玩手机、看电视,并且在看电视的时候多活动,原地小跑等,都是非常好的运动方式。

你在工作时,如果能进行这样的碎片化运动,就可以提高工作效率,充满活力。

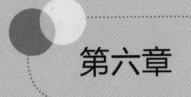

第六章

关于月经期的问题

女性减肥的时候最怕遇到月经期，一到月经期人就很懒散，会找各种借口来停止运动，并且很多人认为月经期是不能进行运动的。好不容易养成的一个习惯，结果被打断了，又要从头再来。其实难的并不是培养运动习惯，而是害怕一次又一次的从头开始。

　　因为刚开始的那段时间是最难熬的，有句话叫作万事开头难，减肥也是这样，如果因为月经期而暂停，之前所做的一切都白费，而且月经期每个月都会有。

　　反反复复的暂停会导致你在整个过程中心有余而力不足，没有掌握正确的方法，就会觉得减肥实在是太难坚持了。

　　所以月经期对很多女生来说是个坎，如何面对这个坎，如何在月经期选择适合自己的运动，这才是重点，其实月经期是可以运动的，并没有你们想象中的那么困难。

　　这就是这一章节的重点，告诉你月经期能不能运动，为什么能够运动，为什么在月经期运动反而会效果更好。

# 月经期也可以运动

月经期能否进行运动，这是很多女生关心的问题，本身下了很大的决心，要开始运动，好不容易养成了一个好习惯。结果因为月经期停下，重新进入状态又很难，那么月经期到底是否可以进行运动呢？

女性经期的时候激素波动会非常大，会影响脂肪的燃烧，尤其是在月经的最后一周，被称为减肥福利期。

这个期间我们身体分解的脂肪能力会比平时高上很多，利用好这个时期就能够让减肥事半功倍。

所以月经期是可以进行运动的，并且月经期有一些特殊性。瘦身分为四个时期，女性跟男性不同之处就是女性拥有月经期，这对女生来说是福利期。

经期的第1到第7天被称为瘦身福利期，月经后的第7到第14天被称为瘦身超速期，月经后的第14天到第21天被称为瘦身平快期，月经后的第21天到第28天，称为瘦身缓慢期。

如果能很好地利用这四个阶段，我们就能更容易地达到减肥的目的。

当然这里有个前提，如果女生在月经期间有痛经，就不适合进行运动，首先考虑的是休息。

要清楚地知道，健身不但要量力而行，还要有所突破。在月经期间，女生情绪和身体各方面激素比较波动，这种情况下一定要量力而行，要知道自己的身体能不能进行现在的运动。

# 月经期如何进行运动

我们该如何进行运动呢？首先我们要知道月经期不适合剧烈运动，很多女生如果在月经期进行了剧烈运动，很容易出现血崩的现象，这个要非常注意。

月经期间可以进行适当的力量训练，但是只针对手臂和肩部的力量训练，并且不要进行大重量的力量训练，以小重量的力量训练为主。

月经期间不宜训练下肢和腹部，那样对身体的危害会比较大，对你本身的情绪也会有很大的影响。

经期的运动以低强度有氧训练，适当延长时间为主，假如你喜欢跑步，可以把时间延长，变成慢走，或者快走。如果平常你跑40分钟，经期你就可以变成80分钟；如果平常你只是走30分钟，经期你就可以变成60分钟。

注意量力而行，千万不要进行剧烈运动，那样子反而会得不偿失。一旦你身体有了不好的气象之后，你就特别容易反抗运动，那么你坚持下来的习惯就很容易打破，一定要先清楚自己的身体情况，如果有教练，就可以跟教练说明这个原因。

在月经期结束7天后，可以每天坚持做半个小时以上的有氧运动，因为此期间我们的新陈代谢会加快，可以刺激脂肪的分解，那么减肥的效果会更好。

# 月经期吃甜食也会胖

有女生平时不吃甜食，但是认为在经期吃甜食不会胖，所以一到经期就肆无忌惮地吃巧克力和蛋糕之类的甜食。

真实情况是怎样的呢？上文我们提及过，月经期间激素的快速增长以及各方面身体的调节，确实会让身体的新陈代谢增长，但也只是比我们平常多了30%而已。

增长了这30%就可以肆无忌惮地吃甜食吗？其实你错了，比如普遍女生的新陈代谢消耗1200卡路里，那30%是多少？也就是360卡路里，这个热量只是相当于一碗米饭的热量，但是巧克力和蛋糕的热量已经超出了这个标准。

减肥的本质是什么？是我们的消耗量大于摄入量，可是如果你的摄入量大于你的消耗量，就会变胖。

在经期有人会发现自己的体重比较容易下降，是为什么？因为经期通常女生食欲会降低，并且和月经快来临时食欲旺盛、身体浮肿相比较，她的体重是容易下降的。

但是不意味着你在经期可以肆无忌惮地吃甜食，这个一定要非常注意，不要再被那些谣言所迷惑。

你要明白减肥的本质是什么？

虽然经期对女生减肥有一定的帮助，但是不可以在经期利用这个30%找借口，肆无忌惮地吃甜食。

如果在月经期间非常想吃甜食，就可以吃全麦面包和麦片，以满足自己的口腹之欲。

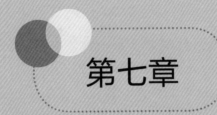

第七章

产后如何进行瘦身

生完宝宝后，很多妈妈着急的就是自己怎么样才能够瘦身成功，怎么样才能够恢复到以前的身材。

　　每次看到自己的身材都会产生一种焦虑感，这是妈妈生产之后的一个普遍心态，可是产后减肥是急不来的，它分为很多阶段，并且饮食也不像正常的减肥食谱一样。

　　因为需要注意的点很多，所以很多人不敢轻易尝试，害怕得不偿失，没有减肥成功，反而让自己的奶水减少了，导致宝宝没有办法喝够奶。

　　一旦掌握了科学的方法并且有效地利用，你就会发现，不出几个月自己就能恢复到原本身材，不再焦虑。这个过程肯定需要坚持，但是也不要操之过急，要记住心急吃不了热豆腐。

　　任何事情超出了他的控制范围后，我们就很难掌控。所以在瘦身期间，我们也要注意科学的饮食方法，更要注重的是调整好自己的心态，面对体重，面对减肥要不慌不忙。

　　还有一个很重要的点，生产后的妈妈本身就比较虚弱，如果想要减肥，一定要量力而行，当自己身体出现不适时一定要赶紧停下来。

# 月子期间如何瘦身

月子期间的瘦身以轻量的运动为主,尽量做一些力所能及的运动,比如在室内适当地走动,舒展筋骨。

在月子期间如何才能瘦身呢? 一是饮食控制,二是睡眠。

饮食控制:养成早上要吃好、午餐要吃饱、晚餐要吃少的习惯,并且在吃饭之前要摄入一杯温开水。

早餐最好有粗粮,因为粗粮中的维生素B对减肥有很大帮助。

在月子期间尽量多喝一些热汤,有助于排汗,恢复产后水肿。

先喝汤。饭前喝汤可以降低食欲,减少食物的摄入量,有利于减肥。

喝完汤以后选择吃蔬菜。因为蔬菜的热量比较低,即使吃多了也不会带来很多的热量,并且它拥有丰富的膳食纤维,能带来一定的饱腹感。

吃完蔬菜以后可以吃些豆制品。丰富的蛋白质和膳食纤维,能够带来比较强的饱腹感。

肉类也不可少。在月子期间肉类是不能少的，一定要吃肉类，比较推荐的就是鸡肉，相对来说热量比较低，而且蛋白质也会比较高，鱼也是可以的。

还有主食的量一天控制在300~350克。

# 哺乳期该如何减肥

出了月子以后，很多妈妈就开始琢磨如何进行减肥，毕竟产后和产前的身材会有很大的差距。这个时候多数的妈妈开始着急，想要瘦下来，但是真正的安全瘦身是什么样子的呢？在哺乳期有什么需要注意的事项呢？

哺乳期间减重一定要谨慎，毕竟不管是饮食还是运动都会影响乳汁的质量，一旦乳汁被影响了就会影响宝宝的健康，那哺乳期能否减肥呢？可以的。

但是减重必须缓慢进行，并且要通过不摄入过多的热量以及选择正确的食物来达到自己的目标，同时也要保证足够的休息。

别节食，不管是正常减肥还是哺乳期减肥都不要节食，我明白有很多妈妈很心急。但是哺乳期不要着急，千万不能节食，要吃饱了才能够减重。

哺乳期减重，千万不要控制饮食，但是可以调整饮食，例如晚餐时可以把日常吃的米饭换成杂粮粥。

哺乳期不能使用减肥茶，减肥药会影响人体的吸收，从而会影响乳汁，影响到宝宝的健康。

42天会有个产后复查，一般复查结果没问题就能运动了，即使剖宫产也是如此。但是也要结合自己的感觉，如果觉得不行就停止。

刚开始不要做大量的运动，做一些简单的活动，比如可以做一些你能够接受范围内的活动，要循序渐进。运动前要做好热身运动，第一次运动的时候一定要控制好时间，运动期间一定要记得多喝水。

# 顺产妈妈如何进行运动

顺产的妈妈体力以及各方面恢复都会比剖宫产的妈妈恢复来得快一点儿，但是同样也需要注意以下这些事项才能够进行运动。

顺产妈妈6到12个小时即可下床活动。但是如果是阴侧切的，要稍微晚一点下床。根据身体情况进行适量的活动。

三周过后，产后妈妈可以回归正常的生活，可以进行一些幅度很小的日常运动。

42天复诊之后，医生确认可以进行运动，你就可以根据自己的情况安排运动。但是有以下建议。

（1）不管是顺产的妈妈还是剖宫产的妈妈，都应该量力而行循序渐进，不要操之过急。

（2）刚开始建议选择跳体操，这个时间维持在42天之后到第4个月。

（3）产后半年是塑形的黄金时期，前面已经有将近3个月的时间进行体能恢复，过了这个时期就可以进行塑形，毕竟脂肪是有记忆力的，如果在孕期堆积的脂肪没有变成顽固脂肪是比较容易减掉的。

（4）可以增加一些有氧训练，比如下一个KEEP软件，里面有一些比较简单的体能操，同样也要量力而行。

（5）从第12个月开始，也就是说从生完孩子一年之后可以进行塑形，这个时期可以进行一些高强度的运动，比如说高强度的间歇训练，还可以进行一些力量训练，有助于身材的恢复，提高新陈代谢。

# 剖宫产妈妈如何进行运动

在42天后做完自己的复查，医生告知你可以运动时，你才能够进行运动。

并且你还要问医生一个问题，你的腹直肌是否有分离？

什么叫腹直肌分离？

怀孕时，尤其是到了后期，增大的子宫会使腹壁扩张延伸，两侧的腹直肌会从腹中线向两侧分离。正常情况下产后腹壁会逐渐恢复，腹直肌再向中线靠拢，半年到一年会回到原先位置。

但如果遇到腹壁比较薄弱、双胞胎、胎儿过大、羊水过多或者多次生产等情况时，产后半年腹直肌仍然不能回到原先位置就称为产后腹直肌分离症。

如果腹直肌有分离的情况，有些运动是不建议做的。

运动时要注意以下几点。

（1）做好热身活动。

（2）循序渐进，刚开始运动强度不要太大，即使你之前的体质还可以，但是第一次产后运动仍旧不要高强度。

（3）刚开始的时候被称为恢复阶段，这个阶段不适合高强度的运动。比如说像那种高强度的间歇运动就不适合做，适合做一些比较简单的动作。

为什么推荐跳体操呢？

因为体操的动作对刚生产完的母亲来说，强度不会说特别大，当然你要选择自己适宜的强度，如果本身体质不是特别好的情况下，可能强度很小的体操，对你来说也是非常难完成的。

而且体操在家里面就可以进行，比较方便。

（4）在产后42天到第四个月左右，这个阶段千万不要控制饮食，饮食一定要营养丰富，尤其是剖宫产的母亲会消耗很大的体能，需要较多的营养物质来修复自己本身。

# 产后饮食怎么吃

月子期间要少吃多餐，在每一个正餐里面，至少要保证有蔬菜的摄入。少油少盐，控制油的摄入对妈妈本身是有好处的。

加餐时间要注意，早餐尽量在早上7点到8点之间进食，加餐时间在早上10点到10点半之间，并且不要太过油腻，最好以鸡蛋羹为主。

下午茶最好在下午3点到3点半之间。

如何吃才不会影响哺乳？

蛋白质不可以缺少，补充均衡的蛋白质对自身有很大的好处，对宝宝也有很大的好处。

哺乳期不要大补，一定要拒绝高热量、高糖分的食物。因为很多人照顾新生妈妈的时候，担心奶水不够，所以会给她们做脂肪多的食物，比如猪蹄。

如果在哺乳期间担心奶水不够，尽量选择吃鸡肉，鸡肉蛋白质高，而且去皮以后的鸡肉，热量并不是很高，因为脂肪大多都在鸡皮上。

喝鸡汤的时候记得把油去掉再喝，这样可以减少很多的热量。

哺乳期的妈妈可以根据《中国居民膳食指南》的建议，遵从金字塔的类型，摄取营养价值。

主食是米饭地瓜以及玉米之类的，每天进食控制在300克到350克。

牛奶和奶制品控制在250毫升到350毫升之间。

肉禽鱼类控制在100克到150克之间。

豆类控制在40克到50克之间。

蔬菜控制在500克，要有一半是深色蔬菜。

水果控制在150克到250克之间。

干果类控制在25克到40克之间。

糖类控制在10克到25克之间，油脂控制在15到25克之间，盐要少于6克。

如果在42天之后开始运动，饮食需要注意以下几点。

1.剖宫产的妈妈一定要注意，刚开始你的饮食要多摄取营养丰富的，不要控制饮食，因为本身剖宫产对自身的伤害比较大，所以这个时候一定要把身体放在第一位。

顺产的妈妈可以适当地控制下饮食，但是不能过度控制。

2.过了3个月以后，进入一个新的阶段，这个阶段你可以在晚餐的时候不吃主食，换成粗粮之类的食物。

3.过了一年后，如果在塑形期间，身材恢复之后，你可以正常饮食，但是力量训练和有氧训练不可缺少。

4.养成在吃饭前喝一杯温开水的习惯，对于各方面的摄入都会相应地减少，同时能够提高相应的新陈代谢。

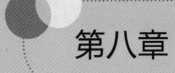

第八章

减肥的误区

很多人在减肥的过程中，第一个想到的就是给自己定一个目标，一个月至少要瘦20斤，还给自己的头像换成了不瘦20斤不改头像。这个属于快速减肥，那到底正不正确呢？

这是不正确的，太快速地减肥会导致衰老。那么快速减肥对我们还有其他什么影响呢？这章会告诉大家减肥当中一些误区。

很多女性一开始减肥就说那我不吃饭了，我改吃水果，那水果减肥到底有没有效呢？我们那么热衷于吃水果，对于我们来说它到底有什么意义？

这章节也包括了很多新流行起来的减肥法，比如说过午不食，还有很多人在用的节食减肥法，这些减肥方法到底有没有效果以及它的效果作用在哪里？

如果没有效果，对我们自身的影响是什么。掌握这些方法，避过这些误区，你在减肥这条路上肯定能够越走越远，拥有自己想要的身材。

还有一些女性喜欢喝红酒，也会疑惑喝酒对自己有没有影响，包括有些人在减肥的过程中，希望自己速度快一点而加快了自己的减肥运动量，这个章节都会提及。

# 快速减肥的影响

很多人刚开始减肥都抱着"越快速的减肥就是越有效果"的心态，一定要快速的减肥才是有效果的，但是快速减肥对身体有很大伤害。原因是什么？

每克脂肪的热量为9卡路里，一千克的脂肪总热量是9000卡路里。比如我们跑步机上经常会显示一些消耗的热量，你会发现，速度快，消耗的能量就会更多，当然这也跟体重有很大的关系。

假设你的体重是60千克，跑8千米，在跑得比较快的情况下，每小时消耗的能量为480卡路里左右，那么9000卡路里需要跑多久呢？18小时。意味着什么？意味着你在这个月内，至少要跑150个小时，能有几个人做到？

你会说我身边就有人一个月瘦了30斤，甚至50斤。那是因为肌肉有锁水的作用，她在一个月内瘦掉的30斤，并不是纯脂肪，而是流失的水分以及肌肉。

很多人认为肌肉也是肉，只要有体重下降就可以。大错特错！

肌肉能够提高我们的新陈代谢，新陈代谢的提高意味着我们能够吃更多的食物，但是也不会比别人胖。

一个月瘦30斤，是不让你摄入碳水化合物，那样水分就会流失。代餐也是这个道理。水分流失，你的体重就会迅速下降，这种不科学的减肥降低了肌肉含量，体重自然会疯狂地下降。肌肉减少了，新陈代谢就会下降，体重就会很容易反弹。

而且因为一个月减的体重太多，容易造成皮肤松弛。如果严重的人有可能要进行手术。

正确的减肥是一个月下降的体重控制在你体重的5%左右。我们要记住，但凡超过这个数字太多的，都是属于不科学的减肥。

# 水果减肥法大揭秘

很多人减肥的时候会想到可不可以不吃主食，不吃肉，就吃水果，却忘记了水果的热量其实并不低。

因为他们认为水果都是由水分组成，所以水果似乎很适合在减肥的时候食用，能够减少热量的摄入。

可事实是什么？苹果的热量一般是55卡路里左右，而米饭的热量是110卡路里左右，看上去苹果的热量的确低了很多。但是，一个苹果的大小基本都会在200多克。比较大一点的,就将近有400克。

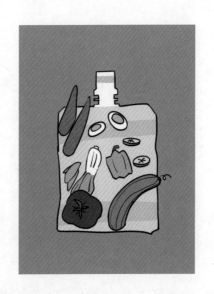

但是苹果因为蛋白质低,很容易饿。大家有没有发现,如果你在饿的时候吃水果,确实能吃饱,可是过不了多久,你就会饿,为什么? 因为水果里含的就是果糖、葡萄糖,这些都是单糖。但是它的蛋白质含量低,膳食纤维含量也不多,你就容易饿,饱腹感并不强。

而且水果的热量没有你们想象中的那么低,比如榴梿,100克的榴梿热量是147卡路里,所以爱吃榴梿的女生一定要注意,榴梿的热量非常高,包括一些糖分很高的水果,都不适合在减肥期间食用。所以水果减肥是骗人的,千万不要不吃蛋白质,而去使用水果减肥。

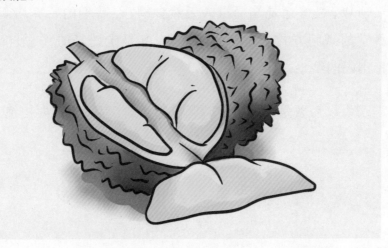

# 减肥果冻是什么

很多人都见过类似减肥果冻类的减肥产品，说果冻里含有很多膳食纤维以及各种营养素，它能增加饱腹感等功效。这种减肥果冻类到底是什么东西？

一般减肥果冻类的主要成分是低聚果糖、小分子胶原三肽、顶级红葡萄、综合植物酵素精华等。

对减肥有帮助的就是低聚果糖，它是一种不被消化的碳水化合物，这样可以增加你的饱腹感。可是如果只吃这个来减肥，营养素摄入肯定是不均衡的。

另外还要提醒大家，果冻类的食物添加剂含量和种类都不少。

所以，最好还是选择摄入天然食物，令我们的营养均衡。正确科学的减肥方式才能够持久有效，凡是走捷径的，一般都不会有特别好的结果。

所以以后要是看到这种减肥果冻类的产品，一定要拒绝。

# 节食能够减肥吗

大部分明星都是通过节食来减肥,记得那时特别出名的某明星为了减肥,每天只吃一小块苹果。那么,节食减肥到底对身体有什么样的危害呢?

很多人对减肥持有的观念还停留在减肥就是要饿肚子,所以做好心理准备后才开始减肥。不然在减肥过程中稍微有人诱惑就扛不住,分分钟又回到解放前。可是一定要饿着肚子才能减肥吗?

其实不是。有些人吃不饱、饿着肚子,是担心热量超标。可是我要说的是,倘若你吃对了食物,即使你吃得十分饱,热量也很低。倘若你吃的热量非常高,比如说炸鸡之类的油炸食品,你稍微吃一点点,热量就超标了。

节食减肥到底是一个什么样的状态?当我们饥饿的时候,身体首先会启动血液中的糖类作为能量,可是随着饥饿时间的延长,糖类物质消耗了,血糖就会迅速地下降。为了避免出现低血糖的状态,身体就会停止燃烧糖类物质,开始以蛋白质作为能量来源,可是蛋白质是肌肉的主要成分,消耗蛋白质意味着肌肉的缩水,到后面蛋白质越来越少,脂肪才会成为燃料。

节食之后也不一定能够马上瘦下去,因为人体比我们想象得聪明。当你节食以后身体会做出反应,它会让新陈代谢变慢,因为它认为是饥荒时代的来临，要储蓄能量，也会让你的运动机能下降，导致热量消耗大幅度减少，能量的摄入和消耗在一个水平上达到了平衡。

而且你一旦恢复正常饮食之后，即使你吃得比以前少，你也会发现自己反弹得很快，长的肉比之前多。这是因为身体认为又会有饥荒时代来临，它要储蓄更多的能量。

这就是为什么在节食之后反弹会越来越快，而且没有办法把自己的身体机能重新调整到以前。

千万不要进行节食减肥，特别是女性，因为节食导致营养不均衡，很容易导致女性闭经，尤其是女性的胶原蛋白一旦流失，衰老就会非常明显。

肌肉是锁住胶原蛋白的主要结缔组织，胶原蛋白就存在于结缔组织里面，你想要保住青春，想要有一副好的身体以及好的面孔，你就不要节食减肥，要用科学的方法减肥，你才能拥有自己想要的身材。

有人说吃饱了才有力气减肥，这句话说得一点儿都没错，你一定要吃饱了、吃好了再减肥，当然前提是你要吃正确的食物。如果你是吃甜食，我相信你可能越减越肥。所以一开始就要准备好一个良好的心态，减肥不能一味地追求快速的成功，你的肉不是一日之间堆积而成，你想要让它瘦下来，也不可能一夜之间就能达成。

# 过午不食有什么影响吗

什么叫过午不食呢？就是说中午吃完饭以后，从下午3点钟左右开始就不再进食任何东西。这种方法特别盛行，身边也有朋友实践过，可是效果不是非常好。

我们暂且不说过午不食对减肥效果好不好，我们来谈一谈它对我们身体有什么影响以及它的本质。

我们之所以有一日三餐的说法，是因为人体会感觉到饿，我们吃的这些食物提供能量给我们。如果下午3点之后不再吃东西，也就意味着你要从下午3点到第二天早上7点不能吃东西，这一过程会产生什么样的影响呢？

刚开始确实会有一定的效果，毕竟没有吃东西，再加上运动，肯定能够瘦下来，可是身体就是需要日常进食，才能提供能量，才能让身体运转。如果没有这些能量提供给我们，身体首先会启动的是糖类，一旦糖类消耗完了，就会消耗蛋白质，而肌肉是蛋白质最主要的地方，在这个过程当中，肌肉流失。肌肉一旦流失，会对人体的新陈代谢产生很大的影响。

你会发现一个健身和一个不健身的人，肌肉含量比较多的健身人，他的新陈代谢会比普通人更高，意味着他吃的东西更多，却不容易胖，这是因为提高了新陈代谢，也就是所说的易瘦体质。

有些人认为晚上不吃也没有关系，其实这是一个非常错误的理念，晚上你的身体难道不需要运转吗？因为你身体的机能仍旧在工作，所以如果没有食物给你提供能量，身体机能久而久之就容易下降。

过午不食说白了就是控制摄入量，减肥的本质就是摄入量小于消耗量。

不建议使用这种不健康的减肥方式，对很多人来说，减肥不仅仅收获的是一个苗条的身材，更重要的是一个身心都健康的身体，邓超在《影》这部电影当中因为暴瘦而导致脾气非常不好，易烦易燥，睡眠质量也下降，这就是为什么减肥别要求特别快，要在自己的合理范围内。

# 喝酒会对减肥不利吗

现在的生活越来越好，情调也越来越多，很多人对酒的兴趣越来越高，现代女性对酒也并不排斥。很多女生爱喝果酒、红酒这些酒类，可是有些女生就会担心，喝酒会不会影响减肥效果呢？

我们来看一下酒的热量，1克酒精的热量是7卡路里，通常来说一瓶果酒有250毫升。这就意味着酒精的热量是非常高的。还有一点要注意，酒精并不是身体的必需营养物质，却会被身体第一时间吸收。

酒精虽然热量很高，但它却不会转变为脂肪储存起来，它的一个分解过程是从乙醇变成乙醛再变成乙酸，接着它再有两个过程，第一个过程是以乙酰辅酶再通过三羟酸循环，再转化为atp，还有一种是它变成了二氧化碳和水。

有人会说，既然它不会转化为脂肪储存，那么就意味着我可以喝了吗？不可以。因为如果在酒精先被吸收的情况下，这个热量就会让身体满足，那其他吃进去的东西就容易转化为脂肪被储存起来。

还有一个问题，在喝酒的过程中，很多人喜欢边喝酒边吃一些下酒菜，而很多下酒菜都是高热量的东西，比如说花生米，还有一些烧烤之类的食物。你在不知不觉中摄入了这些热量，尤其是烧烤、花生米，这些食物饱腹感不是特别强，吃多了也没有明显的感觉，再加上酒精的作用，自然而然你就容易发胖。

酒精还特别容易让身体快速地脱水，让身体的新陈代谢水平降低，我们前面也有提到过新陈代谢的降低，再加上你在喝酒的同时摄入了那么多高热量的东西，意味着你更容易发胖。

但是有一种情况是允许喝酒的，当你的消耗量大于你的摄入量时，此期间无论你喝不喝酒，你都会往下瘦。但是你也要控制，你才能够让自己瘦得更快。酒这种东西可以浅尝，但不能当水喝。

# 零脂肪饮食能减肥吗

大家基本上是闻脂色变。大家对脂肪的认识可能还停留在肥胖是因为脂肪过多而造成的，所以大家对脂肪基本上是保持抗拒的态度。

很多人在减肥的时候会采取零脂肪饮食，对脂肪很抗拒，不愿意摄入与脂肪有关的任何东西。

那脂肪真实的情况是怎样的呢？

1.低脂肪饮食或者零脂肪饮食会降低胆固醇的水平。

胆固醇也分好坏，高密度脂蛋白被视为好的胆固醇，如果知道好的胆固醇含量，对预防心脏病有好处。想要提高好的胆固醇含量就需要吃脂肪来提升，但是如果你在整个饮食过程中不摄入脂肪，反而摄入大量的碳水化合物，就会导致好的胆固醇水平降低，容易增加患心脏病的概率。

2.人体需要摄入脂肪。如果女性在减肥的时候没有摄入脂肪，身体机能就会下降，也很容易衰老。

3.零脂肪饮食伤害坏胆固醇模式，低密度脂蛋白往往被视为坏胆固醇，现在有研究表明低密度脂蛋白水平提高与增加患心脏病的概率有关系，而提高低密度脂蛋白往往和零脂肪饮食有关系。

4.脂肪分为不饱和脂肪和饱和脂肪。

(1)所有的动物油都是饱和脂肪酸。不饱和脂肪酸从结构上分成了单不饱和脂肪酸和多不饱和脂肪酸。

(2)多不饱和脂肪酸有降血脂的功能,同时也易产生脂质过氧化反应,损伤细胞组织。单不饱和脂肪酸也可降血脂,可是却没有多不饱和脂肪酸的副作用。

在减肥期间要摄入一定量的脂肪,个人认为摄入不饱和脂肪会比摄入饱和脂肪好一些,不饱和脂肪来源于坚果和植物类的食物,但也不能完全否决饱和性脂肪。

# 运动量越大,减肥会越快吗

很多人有一种误区,认为自己吃得少,运动量越大,那么减肥就会越快,很多人想要在一个月瘦20~30斤,就会采取这种快速的减肥方法,大量地运动。

大量地运动效果就会更好吗?其实如果你进行大量的运动,导致身体超支,而如果本身身体又不是特别好,你就很容易出现一些事故。

很多新闻也有报道,说什么健身房有会员大量锻炼后身体出现了问题，并且有的人在健身房里一命呜呼。

有氧运动能否无限燃烧脂肪，其实这没有一个定论。但是每个人的脂肪燃烧水平都是不一样的，你进行大量的有氧运动后，你脂肪燃烧水平是会下降的，并且每个人的差异性非常大。

一个人的运动消耗能量超过800~1000卡路里后，人体瘦素水平会下降，并且合成脂肪的能力却是成倍地增加。

身上的肉不是一朝一夕就能堆积成的，所以减肥贵在坚持，不要一味地求快。俗话说"速欲速则不达"，所以一定要知道该怎样去对待自己的减肥，自己的心理建设也是非常重要的。

首先要明白，减肥是一个漫长的过程，通常以3个月为基础，所以不要觉得如果3个星期没有瘦下来就放弃，这是不正确的心理建设。要清楚地知道怎么样的心理建设才能够帮助你走到最后面，成就完美的自己。没有经历过风雨，怎能看到自己的完美身材呢？

第九章

被遗忘的减肥重点

减肥只和饮食以及运动有关联吗？很多人都是这样认为，认为只要自己吃对了食物以及运动做好了一定能够瘦下来。

　　然而事实上我们在减肥过程中有很多重点需要去注意，比如说睡眠质量、喝水等，这些都是非常重要的。可是却被我们遗忘，导致我们的减肥停滞不前。

　　还有我们在运动过程当中能不能空腹运动，能不能不吃晚饭，这些都是很多人的疑惑，而这些疑惑也导致了减肥效果不佳。

　　还有我们在日常生活中没有注意到的地方，比如夏天和冬天哪个季节减肥效果更好，基本上都会认为是夏季，可是事实却不是如此。

　　减肥过程中睡眠很重要，喝水也很重要。可是该如何正确地喝水，如何把自己的睡眠调整好呢？

　　大多数人都会选择跑步减肥，可是跑步又要注意什么呢？

　　这些在本章都会提到并且我会给出建议。

　　减肥没有我们想象中那么简单，也没有我们想象中那么难。掌握了科学的方法和饮食以及该注意的点，你就会发现其实减肥也不过如此。但如果没有注意这些东西，同时也没有注意减肥过程中的要点，你就会觉得减肥非常困难，以至一直都没有办法拥有自己真正想要的身材。

# 睡眠和减肥的关系

对减肥了解不够深的人认为只要把饮食控制好并且运动跟上就一定能瘦下来,然而事实真相是这样子的吗? 其实如果你睡眠不足,同样会导致减肥效果差,为什么?

睡眠时间是影响瘦素和脑肠肽水平的重要因素,瘦素是抑制食欲以及能够促进能源消耗的激素;脑肠肽可以刺激食物的摄取。

如果我们睡眠时间太短,就会降低瘦素水平,从而提高脑肠肽水平,结果你会发现自己的食欲增强,并且会开始增加不必要的能量摄入,最终导致自己肥胖。

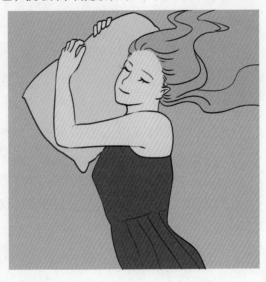

有些人觉得既然睡得少对身体不好,那我就多运动,可是你会发现如果我们在睡眠不足的情况下运动,其实就是在跟身体

做抗争，并且这个抗争是徒劳无功的。

睡眠不足就会引发疲劳感，再加上运动消耗的能量，会更多地引发饥饿感，这样你就会有更多不必要的能量摄入。

还有，如果我们睡觉的时间变短，那就意味着我们醒的时间更长，很多人都会发现，醒着的时候特别容易饿，就想要吃夜宵，吃夜宵其实摄入了更多的能量。所以建议一定要早睡，不要晚睡。

很多人都有这种感觉，熬夜熬多了，不但皮肤变差，体重也会上升，不知不觉就会影响你身材，这是我们在减肥中很容易忽视的一个重点。

换句话说，如果我们的睡眠不足6个小时，变得肥胖的风险就会增加。

# 喝水和减肥有什么关系呢

喝水和减肥有很大的关联性，如果你认为喝水不会影响减肥的效果，你就大错特错了。

有些人会认为水喝多了会水肿，会影响减肥的效果。其实一般是不会出现这种情况的，因为水是会被身体自然的排泄掉。

体内水分约占体重的65%,足以证明水对我们自身有多大的重要性,人体缺水一周,就很难再生存下去。

我们减肥减的就是脂肪,脂肪燃烧就需要水分,如果体内水分不足,身体是没有办法对脂肪进行充分代谢的,我们人体每消耗1卡路里的热量,就必须要有1~2毫升的水进行运转。

剧烈的运动过程中,人体的电解质代谢过程会加快,大量的电解质会伴随着汗液流失。这时候我们不仅要多喝水,并且还需要补糖和电解质,如果在运动的时候不补充水分,就有可能造成运动性的脱水。

正常情况下,人一天必须喝8杯水,一杯水大概200毫升。如果你想要脂肪燃烧得更充分,就必须要有充足的水分。

而且,喝水可以增强饱腹感,能够让你减少食物的摄入量,还可以提高新陈代谢的水平。

减肥期间要多喝水,不要让自己口渴了才去喝水,口渴说明大脑已经发出身体非常缺水的信号,所以要随时去喝水。

你可以设置一个番茄闹钟,提醒自己每15分钟喝一小口水,不要等到渴了再去喝水,并且你喝水喝多了,你去上厕所的同时,也给你带来更多的运动量。

# 冬季和夏季哪个季节减肥好

冬天和夏天哪个季节减肥会更好呢？相信很多人都会认为是夏天，为什么呢？因为很多人认为在夏天的时候出汗量大，也就意味着自己瘦了很多。

那么真相是什么呢？真相是夏天你认为容易瘦，是因为人体排汗增加了，而且在天气炎热的时候，你会发现胃口没有冬天那么好。

可是事实上，冬天的减肥效果会比夏天更好，这是因为寒冷可以刺激人体，人体代谢率会增高，增加能量的消耗。

冬天的气温普遍会在人体体温以下，不要说北方，南方天气都会在零度左右。我们是恒温动物，正常的生理活动是要求人体的核心体温维持在37℃左右，这个温度对人体来说是一个最舒适的温度。

当我们处于寒冷的环境，身体丢失的热量就会增加，可是为了维持核心体温的恒定，我们必须对身体的热量进行节流开源。

体温调节下丘脑通过交感神经命令皮肤血管收缩以减少体表散热，达到15摄氏度之后，皮肤血管会最大程度地收缩血流，从常温环境下每分钟300~500毫升降低到300毫升每分钟以下。

倘若这样的情况下还是没有办法维持体温，人体就会通过产热来维持热量的平衡。

大量的实验证明，如果在低温环境下，一个机体的代谢率会增加。在相同时间内运动，你的代谢率增加了，意味着你消耗的能量就会更多，这样你会发现自己减肥的速度会比夏天更快。

在寒冷的环境下，身体会对这种情况产生相对应的肾上腺激素和甲状腺激素，这样的情况会增加代谢率，增加能量底物的氧化反应，这就有利于我们减肥。

冬天是一个减肥的好季节，千万不要因为冷而放弃，有句话叫"冬季不减肥，三月四月徒悲伤"，冬天都来了，春天还会远吗？春天来了夏天还会远吗？如果不从冬天开始减肥，而冬天吃得又多，你就会发现自己又变成了一个胖子。所以千万不要给自己找借口，一定要保持运动的习惯。

# 早上可以空腹跑步吗

很多人会选择在早上进行运动，因为有些人考虑到吃完早餐之后胃里面有食物，运动会导致胃不舒服。而且要在进食至少半个小时后才能进行剧烈运动，否则容易引起胃痛。所以他们就会选择空腹跑步。

早上空腹跑步效果如何呢？

首先我们要明白早上的空气并不适合运动，为什么呢？因为早上植物还没有进行光合作用，空气当中绝大部分都是二氧化碳。夜间植物没有阳光，只能消耗氧气，释放二氧化碳，再加上早上气压的原因，所有的混浊物都存在地表上，这就意味着你出去跑步简直就是个吸尘器。

又有人觉得早上空腹跑步体重会掉得很快。可是掉的肉基本上是肌肉。为什么掉的肌肉就容易让体重掉得快呢？那是因为我们肌肉减少1千克，我们就相当于掉了4.5千克的体重，因为1千克的肌肉能够储存3千克的水，所以体重自然而然就掉得快。

我们之前也在说这些问题，在运动的过程当中，你首先要考虑的，一是围度的问题，二是你肌肉含量有没有提升。

你可以在早上做力量训练，既能促进新陈代谢，还能迅速升高体温，这样你的新陈代谢不仅增加了，并且你也达到了早上进行空腹训练的目的。

但是如果你早上不想进行力量训练，而且你又没有充足的时间进行运动，我建议可以做一做高强度的间歇运动，例如很流行的HIIT。它也能让你身体的新陈代谢提高到顶峰，并且你会发现你消耗的能量会大于你早上跑步，而且这种高强度间歇运动可以在家里进行，就不用跑到户外去吸收那些浑浊的空气。

每个人的情况不一样，所以你做出的改变也不一样，但是要注意的就是早上千万不要选择空腹跑步。

# 蛋白质的重要性

我们先了解一下蛋白质在减肥中的重要性。

### 缓解水肿

可能很多人会觉得很不可思议，蛋白质怎么能够缓解水肿？如果你不相信，你可以试试长期吃高碳水类的食品，你会发现自己肿起来了，但是这个肿和胖其实没有很大的关联，你只是水肿而已。

蛋白质水解后产生的物质有利于调整人体组织液的浓度，平衡水分代谢并帮助人体排出盐分，蛋白质在水解成氨基酸的同时会结合一部分水分，从而有利于缓解水肿。

### 促进肌肉生长

蛋白质是合成肌肉的原料，并且它是一切生命的物质基础，前面的文章里面提过，肌肉是提高新陈代谢的不二法门，想要提高肌肉就要补充大量的蛋白质，尤其是在增肌期间。

### 帮助脂肪燃烧

蛋白质不会被储存在体内，而且它也不容易被转化为大量的脂肪，大部分会以能量的形式被代谢掉。我们在消耗蛋白质的时候，需要大量的体能和热能，所以它有助于脂肪的燃烧。

### 饱腹感强

素菜类的水果和蔬菜类的东西，你吃了之后特别容易消化。

如果你是吃蛋白质的东西呢？

它消化的时间是水果蔬菜消化时间的 2~3 倍，一般来说，水果和蔬菜类的东西消化时间就是 0.5~2 小时，而蛋白质的消化时间是 4~6 小时之间，为什么呢？

原因在于蛋白质分子量比较大，在体内的代谢时间会比较长，它能够提高小肠内的葡萄糖产量，进而让大脑感受到一种饱和感，你就会自动减少进食，你要知道大部分的肉类都含有一定的脂肪，脂肪的消化时间比蛋白质的消化时间更长。

# 女生会练成金刚芭比吗

很多女生在进行减肥的时候，我建议要练一些力量，可是很多女生就会觉得练力量会不会变成"金刚芭比"？我告诉你，你是不会练成那样子的。

首先，男女是有差别的，男生的睾酮分泌比女生整整多了16倍，男生健身的时候你会发现他们练肌肉远比女生长得更快，男生减肥也会比女生快很多。这是他们生理上的原因，他们本身的新陈代谢就会比女生高很多，所以男生不管是练肌肉和减肥，速度都会比女生更快。

其次，男生练的重量和力量能够快速地增加，而且男生本身在健身这方面比女生更能吃苦，所以从生理以及后天来说男生肌肉练成得比较快，而且块头也会比较大。

如果男女同时进行力量训练，男生的进步会非常明显，身形马上就会出来。男生训练3个月，就会有脱胎换骨的感觉。

女生的睾酮少于男生，雌性激素分泌得比较多，研究表明雌性激素会影响后续消耗的能力，而雄性激素有利于肌肉的合成，而且女性有生理周期的影响，导致训练没有办法完成。

生理周期时是不建议进行大重量的力量训练，尤其是下肢和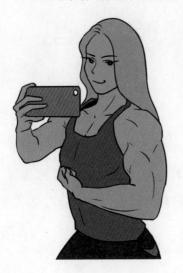腹部训练。在生理周期的时候，如果一定要进行力量训练，可以选择手臂、胸部以及肩部训练。

而且女生如果想要练得像男生一样，你必须要比男生付出大于100倍的努力。而且你在饮食各个方面都要非常苛刻，你才有可能练成那种大块头。

如果你训练足够刻苦，饮食也跟得上，一年能够长1千克的肌肉，就算是非常厉害的女生了。因为本身各个方面的影响，再加上训练量的局限性，在男生看来卧推200斤都不算是非常高的重量，而女生要达到这个就非常难。

生理方面的局限性以及各个方面的因素，决定了女生不太可能会练成金刚芭比。有人说那为什么有女生会练成那样，因为你没有看过她们背后付出的努力，以及她们多么苛刻的训练。如果你只是普普通通的训练，而且在你并没有达到那么苛刻的训练量和饮食的情况下，你不用担心会练成那样子。

你尽管去做力量训练，它只会增加你的肌肉含量。随着年龄的增长，新陈代谢就会逐渐地下降，到了后期你就会发现，拥有这些肌肉含量对你的身体是多么宝贵。

# 减肥的时候不吃早饭可以吗

现代人生活节奏比较快，再加上多半的年轻人都养成了熬夜的习惯，很多人因为熬夜没法早起吃早餐，而且甚至有人认为不吃早饭可以减肥。因为按照能量的摄入来算，我的摄入量减少了，我的消耗量又增加了，那我是不是瘦得就更快了？这是很多人的心理状态。

那在减肥的时候不吃早饭到底能不能减肥呢？其实有很多研究发现，一般地，在早上不吃早餐，会更容易导致体重加重，使人发胖。

我们要清楚，我们晚上睡觉的时候，其实身体还是会消耗能量，但我们却没有摄入能量，而我们的睡眠时间有七八个小时。

七八个小时之内没有摄入任何的水分和能量，早上起来身体就会很缺水，并且很需要能量的补充。如果你早餐选择不吃，那就容易引起以下几点问题。

（1）不吃早餐，有可能会出现低血糖。

（2）如果不吃早餐，就容易造成中午吃得比较多，再加上晚饭的时间和中午的时间相隔又比较长，就容易造成发胖。所以早餐吃得好并且吃得对，有利于我们更好地减脂。

（3）不吃早餐容易得消化道疾病，我们经过一夜的睡眠，没有补充任何的食物，体内已经非常缺乏能量。早餐不吃，中午肯定会很饿，一旦从没有食物到吃了过多食物，就容易造成胃肠道负担过重，导致胃溃疡、胃炎、消化不良等疾病。

（4）不吃早餐容易降低大脑的功能，影响大脑发育和智力，尤其是在孩子发育期间，如果孩子不吃早餐，容易降低大脑的功能。

（5）长期不吃早餐容易患胆结石，我们在空腹的时候，感知内的胆固醇浓度就特别高，但是如果正常进食，胆囊收缩，胆固醇会随着胆汁排出。可是如果我们长期不吃早餐，就会造成胆囊不易收缩，容易得胆结石。

综上所述，大家在减脂期间一定要吃早餐，不仅要吃早餐，而且要吃得对，吃得好，这样有利于大家更好地减脂，那如何才能吃得正确、吃得好呢，我有以下的建议。

（1）吃早饭前记得先喝一杯温开水，有利于补充水分，同时也有利于增加胃里的饱腹感。

（2）早餐要吃饱，最好是能占全天总热量的30%左右。

（3）早餐尽量多样化，我发现很多人的早餐就是包子、粉条或者面条。

这就属于早餐单一型，长期下去不利于减脂的发展，那早餐到底要怎么样去吃呢？建议早餐要包含这几样东西。

（1）包含淀粉类的食物，比如包子、馒头、面包、面条、燕麦片和杂粮粥等。如果是在减肥期间，建议就以燕麦片和杂粮粥为主，热量比较少，并且容易有饱腹感。

（2）最好能够包含肉、蛋、奶这3种食物。它们都可以给我们提供蛋白质，能够增强饱腹感，同时能够延缓胃的排空速度。

（3）早上吃少量的坚果，虽然说热量高，但是富含的各种矿物质、维生素以及不饱和脂肪，有利于心脏的健康。

在减肥期间食用坚果，其实也有利于减脂，但是吃坚果的量一定要控制，不要吃特别多，因为坚果含的油脂比较多，容易造成热量超标。

（4）早餐也要有水果和蔬菜，蔬菜和水果不能混为一谈，不能认为有了水果就可以不需要蔬菜，因为两者不能互相代替。

我推荐每人每天吃300~500克蔬菜，200~350克水果。如果你中午吃的素菜偏少，而且你觉得炒蔬菜的油比较高，建议你可以早上起来水煮蔬菜、凉拌，这也非常简单方便。

（5）减脂期间早餐尽量不要吃油炸的食物，这些热量都非常高，并且烹饪方式也不是特别合适，建议尽量吃得清淡一些，把一天的总热量控制好。

要是担心早上没有时间做好早餐，可以搭配一些坚果。水果、蔬菜洗好了放在冰箱里，这样不用特别长的时间。至于燕麦，你可以早上起来的时候泡一杯。如果早上比较难吃到肉，可以用包子里面的肉馅替代，但是一定要找到标准的肉包子，而且最好里面的肉是比较安全的。

有人认为早上起来的时候，鸡蛋还要用锅蒸，非常麻烦，那你可以选择购买一个蒸蛋器。

其实早上做早餐的时间并不多，只要你花一些小心思，就可以让自己的大脑得到足够的能量，这样你上午的效率也会非常高。所以一定要吃好早餐，并且吃对早餐，尽量多样化，对自己减肥也是非常有利的。

# 如何调整睡眠

前面我们提及，睡眠对减脂同样重要，熬夜特别容易让自己变得肥胖，因为在睡觉的时候身体会产生生长激素以及皮质醇，这些因素都有利于减脂。之前我们有说到瘦素，它能够抑制脂肪的合成，并且能够减少脂肪的堆积，还能够影响体重和体脂。

如果长期缺乏睡眠，会让身体处于一种压力的状态，从而导致皮质醇长期偏高，这个时候皮质醇就会影响我们的新陈代谢，导致血糖升高，让我们的食欲增加，导致体重上升、极度疲劳等这些情况。

生长激素在深度睡眠的时候产生，它有利于提高我们肌肉的强度以及运动能力，其实也跟身体的身体代谢有很大的关系。

所以睡眠缺乏对减肥是非常不利的。睡眠很重要，它对减肥起到非常关键的作用。

有些人习惯了熬夜，每天都是凌晨睡觉，睡不着。

有些人因为压力大，有些人因为真的就是无法入睡而失眠。

有些人说"我也试过每天提前两分钟睡觉，坚持不下来"，有些人说"我压力大，我就是没有办法放松自己，睡不着"，这样的情况，该怎样去解决呢？

我们大脑有个部位叫松果体，它能够分泌褪黑素，是一个很重要的睡眠机制。褪黑素一旦分泌，你就会发现自己非常困，想睡觉。

褪黑素能够给我们带来睡意，一旦褪黑素分泌多了，它就会给身体的各个器官下达需要睡觉的指令。可是随着年龄的增长，褪黑素会分泌得越来越少，这也就是为什么老人家的睡眠质量非常差，而且睡得也少。

如果真的想要改善睡眠，养成早睡早起的习惯，可以服用一些褪黑素改善一下。一般建议在睡前半个小时吃。吃完后把所有的事情做好，躺在床上你慢慢地就会睡着，而且睡眠质量也会变得非常好。

不过一定要注意服用褪黑素的剂量，刚开始不要服用特别多。比如1毫克1片，就只是一段时间没有睡好、熬夜，所以身体的生物钟没有调整过来，这样的人就适用1毫克。

但是如果本身睡眠质量就不是特别好，而且工作压力非常大，并且你发现好像不到一定时间就睡不着，你就需要服用更大一点儿的剂量，大概3毫克。

如果属于长期失眠，每天一定要在凌晨两三点才能入睡，就需要10毫克的剂量，还有其他具体的剂量数，就需要咨询医生。

褪黑素是一种保健品，从目前的研究来说褪黑素没有什么副作用，有利于改善睡眠的。

运动会影响褪黑素的分泌，这就是为什么运动完以后你的睡眠质量会变得很好。

睡眠非常重要，如果在睡眠不好的情况下，可以用这些保健品给自己提供一定的帮助，对自己长远的减肥计划也更加有利。

# 跑步当中需要注意什么

有一段时间，基本每个人减肥都会选择以跑步为主，那跑步的时候需要注意什么事项呢？

第一，体重超重者不能跑步。一般来说我们根据BMI确定自己体重有没有超重，从而判断能不能跑步。

计算公式如下。

BMI=体重(千克)÷(身高 × 身高)(米)。

体脂率：$1.2 \times BMI + 0.23 \times$ 年龄 $-5.4 - 10.8 \times$ 性别(男为1，女为0)。

男性体脂率大于25%，女性体脂率大于33%视为肥胖，这样就不建议户外跑步，不然对膝盖的损伤会非常大。

第二，当进行跑步的时候，你一定要先学会尝试一下跑步，判断这个运动是否适合你。在减肥过程当中可以选择很多种运动，不一定就非要跑步，因为有些人的膝盖是受不了跑步的冲击。

所以我们跑步的时候一定要先进行试跑。给自己定3~6个月的跑步小目标，不要一开始就定很大的目标。因为一是容易造成自己的心理问题，难以接受；二是因为没有达到目标会没有成就感，你就不会有期待。

第三，户外跑步要注意的是不要突然之间跑起来，又突然之间停下来，在跑之前一定先做热身，再慢慢地跑起来。

如果你要停止的话，速度要慢慢地降下来，要考虑自己的身体问题。因为不是每个人都拥有运动习惯，就算之前有运动的习惯，也不能够承受这种说跑就跑、说停就停的过程。

第四，要做好跑步前的热身活动，转动自己的腕关节、肩关节以及做一些拉伸，跑完步以后同样也要注重做拉伸活动，在拉伸过程中放松肌肉有助于乳酸的排出，减轻肌肉带来的酸痛感。

第五，量力而行，一旦身体出现不舒服的情况，马上停止跑步。不要一开始就给自己特别大的压力，一定要注意自己的身体，量力而行。

第六，跑步前一定要买一双适合跑步的鞋，因为每个人的脚型是不一样的。所以跑步前一定要买适合自己的鞋子，其次要明白自己要买怎样类型的鞋。

比如说你要慢跑，那你需要买一双慢跑鞋，因为慢跑鞋相对来说鞋底缓冲能力会比较强，有很好的保护作用，避免脚在运动中受到伤害。其他像马拉松鞋、越野跑鞋又有不同的作用，所以一定要明白自己的用途再去买鞋子。

第七，跑步姿势同样重要，正确的跑步姿势是怎样的呢？

（1）跑步的时候身体是略微前倾的，不能含胸弓背，也不要让自己身体的各部分都过于紧张。

（2）注意呼吸，尽量是三步一呼、三步一吸，在这个过程中口鼻要共同呼吸，让氧气充分进入身体，然后慢慢地往外呼气。一呼一吸一定要注意频率，不要突然之间就改变自己的呼吸过程，还要注意，如果一开始你没有办法做到三步一吸、三步一呼，你也可以先试着两步一呼、两步一吸。

（3）跑步过程中一定要注意摆臂的方式，不要左右摆臂，我发现很多人的跑步姿势都是这样的，这对跑步其实不是特别好。因为这样身体很容易摇晃，容易导致腰肌受损，所以一定要注意是前后摆臂而不是左右摆臂。

（4）在跑步的过程中要注意，你可以用两种方式落地，一种是你可以全脚掌落地，第二种是前脚掌先着地，接着过渡到后脚掌。

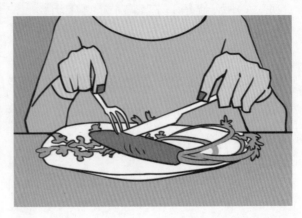

如果你是后脚掌先落地，对膝盖和髋关节的损害会比较大。

跑步是一个非常好的放松方式，但是也需要量力而行，选择适合自己的方式。跑步前可以先了解这几个注意事项，能够帮你解决很多问题，同时也能够帮你预防很多问题。

# 膳食纤维的好处

膳食纤维是什么？膳食纤维其实也属于碳水化合物，它属于复杂的碳水化合物，是多糖。

膳食纤维不能够被人体消化吸收，同时它也不能够给我们提供能量，那它有什么作用呢？为什么我们在减肥过程中都要多摄入膳食纤维呢？

膳食纤维分水溶性的和非水溶性的，先来了解水溶性的膳食纤维，最常见的就是燕麦粥，我们在泡燕麦粥时候，将其放入水中后慢慢地就会变得黏稠了。

燕麦就是属于水溶性的膳食纤维。

而非水溶性的膳食纤维，比如地瓜，它虽然不容易碎，但是它能够混在我们摄入的食物当中，让食物增加体积，从而让我们有饱腹感。

膳食纤维有哪些作用呢？

我们前面提及膳食纤维有利于增加饱腹感，减少能量的摄入，饱腹感增加了，你就能够控制食欲，就更有利于我们减肥。

膳食纤维有利于维持血糖的平衡，因为膳食纤维是不能够被人体吸收，也不能够提供能量。它只是混杂在我们摄入的食物里面，增加它的体积而已，所以导致它不会使血糖升高，减少小肠对食物的糖分吸收。

膳食纤维有利于肠道健康。水溶性的膳食纤维一旦被肠道的细菌发酵以后，就可以合成短链的脂肪酸，而这个短链脂肪酸有助于益生菌的生长，益生菌多了，我们的肠道就会更健康，不容易被其他的有害细菌伤害。

膳食纤维有利于肠道蠕动。肠道蠕动增加了就容易排便，因为膳食纤维遇水能够膨胀，一旦和我们的粪便结合，就会让它变软、变大，这样我们就更容易把它排出来，膳食纤维促进了肠道的蠕动，就是加快了排便。

膳食纤维有利于预防心脏病。肝脏会分泌消化液，而消化液包含胆汁酸，胆汁酸能够促进人体对脂肪和胆固醇的吸收。

膳食纤维能够吸附胆汁酸，使得脂肪和胆固醇的吸收率下降，减低罹患冠心病的风险。

那哪些食物包含了高膳食纤维呢？

蔬菜类，我们常见的深绿色蔬菜，比如菠菜、油麦菜以及西兰花，都属于高膳食纤维食物。

还有我们常见的燕麦片，黑米，玉米，这些食物膳食纤维的含量相对来说都比较高。

银耳、木耳、紫菜这类食物的膳食纤维含量也比较高，尤其是银耳的膳食纤维含量甚至达到了30%，这是个非常可观的数字。

坚果类食物包含的膳食纤维也比较高。比如杏仁、核桃、板栗，这些都是还不错的，杏仁的膳食纤维含量比核桃和板栗更高一些，达到了19%。所以减肥期间如果要摄入坚果的话，建议摄入杏仁。

当然也不是说摄入越多越好，如果你一直摄入很多的膳食纤维，但是没有摄入其他的食物，那是不可以的，尽量做到饮食均衡。

# 如何摄入碳水化合物

减肥的时候经常会有人说到碳水化合物要少吃一点，那么究竟什么是碳水化合物呢？

碳水化合物，就是由碳氢氧组成的食物。我们通常认为碳水化合物的比例，应该是1:2:1。

但是这个定义对很多食物来说是不太准确的。

对碳水化合物食物，很多人想到的是面条、米饭、面包等，这些是比较常见的碳水化合物。不过，碳水化合物其实是有非常多的种类。

碳水化合物可以分为简单的碳水化合物、复杂的碳水化合物。

简单的碳水化合物里面又分为单糖和双糖，复杂的碳水化合物里面又分为寡糖和多糖。

碳水化合物的主要食物来源包括我们常见的糖类，还有谷类、杂粮类，这些都属于碳水化合物。还有水果、干果、干豆类以及一些蔬菜，也属于碳水化合物。

我们在食用过程中，简单的碳水化合物和复杂的碳水化合物应该多元化地进行选择，而不是一味地选择一种碳水化合物。

身体是如何利用碳水化合物的呢？一般分为两个步骤，第一，先用来补充身体的糖原。糖原会储存在身体里面的骨骼肌和肝脏，并且占的比例各不一样。

当我们摄入碳水化合物的时候，它不会马上转变为脂肪，它会先补充身体里面被消耗掉的糖原。因为我们身体里本身就有储藏的糖原，一旦它被消耗，我们吃入的食物会首先补充这一部分，这些碳水化合物是不会变成脂肪的，不会让我们长胖的。

那在怎么样的情况下会把糖原转化为脂肪？当我们过量摄入碳水化合物，糖原储存就会超量。

还有一种情况就是运动，运动量大也会增加糖原的储存量，因为我们运动过程就会消耗大量的糖原肌肉，身体就会想要多储存一些糖原来应对下一次的运动，所以运动也会提高身体的糖原储存量。

如何利用身体当中的碳水化合物？

在我们进食以后，碳水化合物的氧化会增加，而脂肪氧化会相对减少，也就是说在我们身体增加氧化碳水化合物的时候，它会抑制脂肪的氧化，这种方式就会增加脂肪的含量。

身体是非常精明的，它将摄入的能量区别对待，碳水化合物会优先被拿来消耗掉，而我们摄入的脂肪会省下来储存好。

# 喝蜂蜜有利于减脂吗

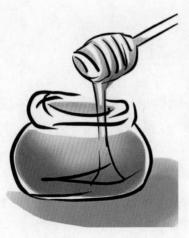

很多人认为喝蜂蜜有通肠润便的作用，就觉得对减肥有一定的效果。所以很多人在减肥的时候会饮用蜂蜜，那蜂蜜到底是什么样子的？它有利于减肥吗？

先说一说蜂蜜含有什么物质？蜂蜜含有葡萄糖、果糖、少量的蔗糖，还有一部分水。葡萄糖和果糖占了 65%~80%。水分占了 16%~25% 之间，维生素以及多种矿物质和有机酸大概占了 5%。

蜂蜜基本上都是糖，不管是葡萄糖、果糖还是蔗糖，它都是属于糖类。所以蜂蜜 80% 都是糖，这一点没有说错。

看到这里，你们还会觉得蜂蜜对减肥有作用吗？我们在减肥过程中要尽量减少糖分的摄入，而蜂蜜当中 80% 都是糖，吃糖吃多了是很容易发胖的。所以如果你想靠喝蜂蜜去减肥，基本是不太可能的事情，尤其是喝好几杯蜂蜜水的人，可能就是属于最容易发胖的人群。

可能你自己都没有发现自己胖的原因，你还在拼命地喝蜂蜜水。我们要知道蜂蜜当中 60% 和 80% 是果糖和葡萄糖，这两种糖分很容易被人体吸收。

现在你知道自己为什么容易发胖了吗？可能你注意了饮食你也喝水了，但是你喝的水不正确，你喝的是最容易发胖的蜂蜜水，这个糖分加起来一天可不少。所以千万要记住喝水要选择喝白开水，那样对减肥是有利的。

蜂蜜对减脂没有效果，那它真正的功效是什么呢？

(1)蜂蜜有止咳的效果，因为蜂蜜能够增加唾液的分泌，唾液分泌多了有助于化痰以及润滑呼吸道，对我们润肺止咳有一定的效果。

但是要注意，如果你是因为细菌感染引起的咳嗽，一般用蜂蜜反而会使得痰液增多,咳不出痰,加重病情。

所以要判断自己咳嗽的原因,再对症下药。

(2)蜂蜜具有润肠通便的效果,它能够让肠道加快蠕动,粪便变湿润、变大,也就是为什么很多人认为喝蜂蜜能够减肥。但是我们前面也说过,有很多东西同样有这个效果,比如膳食纤维,而且它的糖分却没有蜂蜜那么高。

如果只是为了达到润肠通便的目的,其实有很多替代品,不一定喝蜂蜜水。

(3)蜂蜜能够杀菌消炎,促进组织的再生。比如我们患有口腔溃疡的时候,可以尝试口里面含蜂蜜,它有利于口腔溃疡的恢复。

因为蜂蜜含有酸性的物质和高浓度的糖类物质,这会使我们的细菌在创伤部分难以生存,比如烧伤的时候,可以利用蜂蜜来进行治疗。

(4)一直都说喝蜂蜜有去斑、消皱、抗氧化的美容功效,以至于很多女生都愿意喝蜂蜜水。加上蜂蜜含的糖分又多,我们的大脑比较偏爱于这样的食物,所以很多女生更加喜爱喝蜂蜜水。

而事实上还没有具体的数据能够证明它对于美容有很大的功效。但是蜂蜜确实含有一些抗氧化性的活性成分,可是这不足以说明对美容有一定的功效,所以如果是为了美容的功效而去喝蜂蜜水的女生大可以放弃,蜂蜜不仅不能帮你美容,喝多了还可能让你的身材变形。

既然蜂蜜有那么多的功效，那哪些人不适合喝蜂蜜的呢？

### 糖尿病病人

糖尿病病人不适合喝蜂蜜，因为蜂蜜中80%都是糖分。并且它的生糖指数比较高，对升血糖的作用特别明显，所以糖尿病患者是不能服用蜂蜜的。

### 肝硬化患者

因为蜂蜜会使肝脏的纤维化加重，所以肝硬化患者千万不能喝蜂蜜水。

### 比较小的孩子

1岁以前的孩子或者是1~2岁的孩子都不适合喝蜂蜜水，为什么呢？因为蜂蜜水在制造的过程中，容易受到肉毒杆菌的污染。而婴儿的肠胃功能比较弱，肝脏的解毒功能又比较差，可能会引起中毒。

如果在减肥过程中，偶尔想要喝一下奶茶或者是饮料时，你就可以喝蜂蜜水。在喝蜂蜜水的时候要注意以下几点。

(1)喝蜂蜜的时候，不要用超过50℃的热水进行冲泡，因为蜂蜜含有矿物质和酶，一旦水温超过50℃就容易破坏它的活性成分，那它的那些功效就失效了。

（2）一定要注意服用的时间，蜂蜜水最好是在饭前饮用，或者是饭后饮用，可以避免刺激肠胃。如果你在饭前饮用，它能够增加你的饱腹感，可以在你减脂的过程中减少食量的摄入。

需要注意的是不要放特别多的蜂蜜，一般情况下，成年人是每天一勺到两勺，差不多10~20克的蜂蜜是最为适宜的。因为蜂蜜本身含的果糖就特别多，糖分一旦超标就容易转化为脂肪，所以这个需要特别注意。

（3）蜂蜜水千万不要和感冒药一起吃，有些怕药苦的人觉得如果蜂蜜水跟药一起吃可以减轻药的苦味。

常见的感冒药，比如快克、感立刻、感冒清等，都有解热镇痛的功效。而它们遇到蜂蜜会形成一种复合物，影响身体对这些感冒药吸收的速率，从而降低药效。

综上所述，不管是在减肥还是平时的生活过程中，喝蜂蜜水都要量力而行，并且适可而止，凡事不可贪多，否则你会发现自己所有的努力可能毁于一旦。

# 如何正确地喝水

前面的章节讲过减肥当中喝水很重要，我们在减肥当中，脂肪的燃烧是离不开水的运转的。那么到底如何正确地喝水？

我推荐的量是成年人一天至少喝8杯，每杯大概200毫升。

人体的代谢过程中也会产生水分，并且我们能从食物中获取一定量的水分，比如喝汤，蔬菜里面也含有一定的水分，总体来说一天喝水的量大概控制在2000毫升。

如果你不是有一个特定的杯子，每天记录自己喝水喝了多少，并且也不知道自己喝水量到底够不够的时，如何知道自己的喝水量是否达标呢？

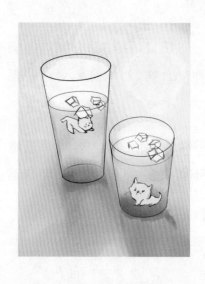

这里有一个小秘诀，就是观察自己的尿液。如果你的尿液量少，并且颜色偏深，就是饮水不足。应该很多人早上起来时都会发现自己的尿液是偏少的，并且颜色是偏深的，因为我们在一个晚上没有喝水，没有摄入水分，就会出现这种现象。

早上起来以后一定要先喝一杯水，有助于提高新陈代谢，可是早上起来之后到底应该喝什么水呢？有些人习惯喝一杯淡盐水或者蜂蜜水，那这两种水到底能不能喝呢？

我建议你们早上起床以后不要喝淡盐水或者蜂蜜水，因为我们一个晚上没有摄入水分，已经处于非常缺水的一个状态。如果我们再喝淡盐水，就可能加重缺水的状态，为什么会出现这种情况呢？

因为淡盐水的浓度比体内的水分盐度更高，就会造成一种现象，细胞内的体液向细胞外流失，这样细胞就会失水，这就是所谓的得不偿失。所以，早上起来之后千万不要喝淡盐水。

有人会问我不喝淡盐水，我喝蜂蜜水可以吗？不可以，蜂蜜中的80%是糖，如果我们体内摄入了过量的糖分，就会增加身体的负担。之前有在前面的章节提过，人体一天摄入的糖分控制在25克以内最为合适。

所以早上起来千万不要喝淡盐水和蜂蜜水。

当然也有很多人会喝花茶和柠檬水，花茶和柠檬水能够提供钾和茶多酚，确实是对身体有益的。但是建议在泡花茶时不要放入很多糖和蜂蜜，这样会在减肥期间增加身体的负担。

既然蜂蜜水以及淡盐水都不适合在早上喝，那什么水适合在早起之后喝？矿泉水和白开水对身体不会造成太大的负担，建议女生早起之后可以喝温开水，这样也比较不容易使身体受寒。

但是有研究表明，如果早起之后喝的是一杯凉白开，有助于提高新陈代谢，但不是任何人都能适应喝凉白开，那么可以选择喝温开水。

# 想吃甜的东西怎么办

很多人刚开始减肥的时候，饮食控制对他来说其实不难，难就难在如何戒掉自己爱吃甜食这个习惯。

我们的大脑偏爱于甜食是有道理的，因为甜食这种高糖的食物容易马上升高我们的生糖指数，让我们大脑接收到的信息就是已经有饱腹欲了。可是事实上这些高碳水的东西特别容易让我们产生饥饿感，从而又会想继续吃，再加上它本身热量就非常高，脂肪以及糖分已经超标。

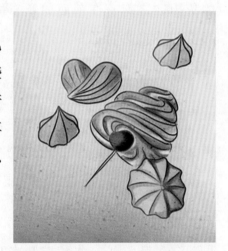

那该如何应对呢？

我给你们一些小建议，如果真的处于这种情况，你可以选择喝零度可乐缓解自己想要吃甜食的欲望。你们是不是会觉得很好奇，居然让你们喝可乐，不是说可乐的糖分非常高，一瓶可乐就相当于两个棒棒糖的糖分吗？

但是要注意，我这里指的是喝零度可乐。

零度可乐到底是什么？零度可乐指的就是零热量，为什么会有零热量呢？因为零度可乐的甜味来自于一种叫作阿斯巴甜的甜味剂。

阿斯巴甜没有热量吗？它是有热量的，但是它1克的热量只有17千焦。

由此可知它的热量真的是非常低，当我们想要喝一瓶可乐时，其实用到的阿斯巴甜是非常少的，为什么呢？因为阿斯巴甜的甜度非常高，是蔗糖的200倍，只需要用1/200的阿斯巴甜就可以达到蔗糖的甜度，这也就是为什么零度可乐的热量为零卡，因为基本上它的热量可以忽略不计。

真的想要吃甜食的时候，零度可乐可以给你一些帮助，能够缓解你想要吃甜食的欲望。但是零度可乐也不要多喝，因为阿斯巴甜是由天门冬氨酸和苯丙氨酸合成的，如果体内苯丙氨酸含量浓度过高，会对大脑产生一定的负面作用，而且天门冬氨酸也会进一步对大脑产生刺激，另外阿斯巴甜在小肠内分解，会产生一定的甲醛。

另外要注意，如果患有苯丙酮尿症，也就是无法代谢苯丙氨酸的人，不要去饮用阿斯巴甜之类的饮料。

买可乐的时候一定要注意买零度可乐，要是买那种正常含糖的可乐，那你喝一杯可乐，基本上你这一天的糖分就已经超标了。对于减肥的你就会造成很大的负担，并且有可能会造成更加发胖的现象，所以买的时候一定要注意。

# 不吃晚饭能减肥吗

很多人觉得不吃晚饭能够减肥，而且减肥效果还不错，那么事情真相到底是怎样的呢？

很多人刚开始不吃晚饭时发现自己瘦了一斤，而且发现如果自己只要坚持几天不吃晚饭，就会瘦好几斤，这比运动简单多了。

其实，你通过不吃晚饭而瘦下来的，多半是因为水分，因为人体含水量特别高，大概占了体重的65%。水分最容易在短时间引起波动，但是脂肪却没有那么容易引起波动。

你一天不吃晚饭感觉瘦了几两，三四天不吃晚饭就瘦了几斤，这种情况属于短时间内引起的大波动，多半是因为水分的波动。

但是我告诉你，如果你不吃晚饭反而会增肥，你相信吗？这是真的。除非你能够保证你每天都不吃晚饭，直到你死亡的那一刻，那么你有可能会有一点儿效果。但是如果一旦你吃回了晚餐，那么你的身体就会反弹，长时间不吃晚饭，身体还会发动更猛烈的"分解动作"。

分解脂肪和蛋白质，可是你要知道，脂肪分解的产物不是清洁能源葡萄糖，它会转化成为大量的酮体，这是一种非清洁的能源，如果体内酮体过多会造成中毒。

而且因为是在没有吃晚餐的情况下大量地分解了蛋白质和脂肪,而肌肉的组成部分就是蛋白质,你的肌肉消耗了,你的新陈代谢自然而然也就会下降,这就意味着你越来越容易长胖。

除非你能保持这辈子都不吃高热量的东西,不然你的反弹会非常迅速,甚至比你减肥之前更容易胖。

不吃晚餐还有什么危害呢?

1.不吃晚餐特别容易导致失眠。因为晚上不进食,你睡觉之前会感觉到特别饿,一旦觉得饿了就会非常难睡着,特别容易失眠。一旦失眠你会发现自己的皮质醇上升了,还有瘦素下降等,就会造就你更容易变胖。

2.容易患肠胃疾病。本身你的身体已经习惯了在这个点进食,突然之间你没有进食,但你还会在这个时候分泌酶和胃酸进行食物消化,可是你没有东西进行消化,久而久之就容易得肠胃病。

3.晚餐不吃容易导致营养不良,头发干枯。我们每天摄入的纤维素、维生素以及蛋白质都应该维持均衡。如果晚餐不吃就容易导致维生素和纤维素的缺少,长期这样容易导致营养不良,并会出现头发干枯的现象。

4.容易出现皮肤干燥缺水。如果不吃晚餐,你就减少了很多蛋白质或者是维生素,身体一旦缺少这些维生素和蛋白质,皮肤和身体就会做出反应,最明显的就是皮肤干燥缺水。

5.容易出现排便不正常。身体达到一定的摄入量才能够排出粪便,如果你的摄入量和膳食纤维素等不充足,那么肠胃蠕动就没有那么快，排便就容易不正常。

6.偶尔出现心慌或者是虚弱、无力感，在营养不良的情况下，就容易出现这样的症状。

# 减肥如何防止反弹

减肥成功，达到你想要的目标后，很多人会苦恼的问题是怎么样才能保持住现在的身材，瘦下来可能比保持身材更加容易。那如何防止体重反弹呢？

如果你平时没有养成一个良好的习惯，瘦下来以后大吃大喝，那你同样没有办法维持住这个身材，即使你去抽脂，也仍旧会胖回来。也就是说想要维持住身材，只有靠自己，最害怕的就是温水煮青蛙，一年长胖两三斤，觉得没有什么，过几年再回去看，简直不堪入目。

在这里说几点如何防止减肥反弹，需要有很强的自我管理和自立性，并且是长时间保持。

第一，要尽量保持原来的生活习惯和饮食习惯。

像我，即使我不是在减脂过程中，我都是用地瓜代替米饭的。而且我在休息的时候也不会大吃大喝，我会保持自己的规律，外出应酬我就会注意不去吃特别油腻的食物,而且也不吃甜食类的食物。

所以想要减肥不反弹就要按照自己原本的饮食习惯继续进行,不要因为减肥,就把自己所有的习惯都断掉,凭借自己的意志力进行活动。比如你非常爱吃米饭,那在减肥的过程中你一餐可以摄入一点点米饭,不要完全断掉米饭,一半地瓜一半米饭也是可以的。

第二,力量训练很重要。

如果你不想让自己胖得太快,能维持住自己的身材,就一定要注意在你的减脂过程中增加力量训练。力量训练是增加新陈代谢最主要的一个来源,如果你想要新陈代谢增加,一定要增加肌肉含量,同样你想要在减肥过程当中让自己的胶原蛋白没有流失得那么快,力量训练完全是最好的选择。

千万不要只做有氧训练而忘记了力量训练,因为如果你是通过有氧瘦下来的,没有力量训练,那你的身材也是松松垮垮的,很难达到理想的身形。

第三,养成碎片化运动的习惯。

这里说的碎片化运动就是增加自己的运动量,比如你原本是搭乘电梯的,你可以选择爬楼,增加你每天的运动量。又或者你可以把自己的车停得稍微远一点儿,步行上班,如果你离目的地距离很近,那你就不要打车,选择走路。多增加你热量的消耗,这样你就会发现自己增加了运动量后,身材不会那么容易反弹。

第四，要清楚食物的热量。

在减肥的过程中，你也要养成学习的习惯，记住一些日常食物的热量，看到这些食物就清楚它的热量，那你就会控制自己的摄入量。一旦你养成这种习惯，看到这个食物就能想到它的热量的时候，你自然而然会减少自己的摄入。

你要养成看食物的热量标签。比如你想要吃薯片的时候看看它的热量，而且你看到热量之后在心里转换一下，自然就知道这要付出多少的运动才能够消耗，你就会少吃一点，对你有非常大的帮助。所以一定要养成这些小习惯，它会帮助你防止自己的身材反弹，对你来说无疑是如虎添翼。

第五，学会分享。

学会分享是防止反弹的一个很好的小秘诀。比如当你想要吃甜食的时候，你买了一块蛋糕，你吃不完觉得特别浪费，你就会想把它吃完。可是如果你切成好几块，分给朋友一起品尝，那你摄入的热量就少了很多，并且你也不会心疼这个价格，所以学会分享会让你的减肥反弹更慢。你只要在想要吃这些东西的时候，把你手里面的这些东西分享出去，你摄入的热量就少了很多。

很多宝妈有一个不好的习惯，比如宝宝吃剩的东西觉得很浪费，然后自己吃掉，这也容易造成肥胖，很多热量就是在你不知不觉当中摄入了。所以一定要注意，如果你真的不想变胖，那就管住自己的嘴巴，不要养成这个习惯。

第六，量围度。

如果想要防止反弹，一定是要注意自己的围度，一个星期量一次全身性的围度，看一下自己到底有没有长胖，第二个就是每天养成量自己腰围的情况。因为大部分女生都是腰围最容易长胖，量量自己的腰围有没有很大的变化，如果有很大的变化，一定要防止这个现象再次产生，一定要控制自己的饮食，加大自己的运动量，这样你才能维持自己的身材。

如果你不去养成这个习惯，你会发现你就是不知不觉中胖了，之前瘦的样子又不见了。

你在家里面备一把皮尺，随时随地地量自己的腰围，当然也不要花太多时间一直量，一定要在固定的时间、固定的位置量，不要说这里量一下，那里量一下，这样的维度是不标准的。

第七，减肥速度不要太快。

很多人都追求减肥速度一定要过快，一个月最好能瘦30斤，这样子你就能够马上达到自己的目标，也就能变回瘦瘦的自己。殊不知你减得越快，反弹的概率就越大，所以如果你在减肥过程当中以自己的体重的5%作为衡量标准，那么你就知道自己有没有超过这个速度，同时也能知道自己有没有成果。

"罗马不是一日建成的"，胖子也不是一朝一夕就能够变成一个瘦子。我们提过快速减肥有多少危害，所以一定要注意在减肥过程中，不要追求速度过快，你宁可花的时间长一点儿。

第八，不要吃特别多的酱料。

吃火锅时，如果你的汤底不是特别油腻，而且你点的菜也没有特别多肥肉，也没有特别多油炸食品，吃火锅其实不一定就会长胖。但是你要控制自己的摄入量，而很多人没有注意过酱料。

北方的火锅基本上是以芝麻酱为底加一点其他的配料作为餐料。你们要知道芝麻可以作为油的提取物，就知道她的热量有多高，芝麻酱的热量就更不用说了。你明明只是吃了很少的食物，可是当你沾了那些芝麻酱，热量就会飙升，这个过程当中你就摄入了多余的热量。所以一定要注意酱料的热量，不要去摄入过多的酱料，比如沙拉酱，其实低脂沙拉酱和卡路里比较低的沙拉酱也非常容易造成一种误区，也让你迅速地发胖。

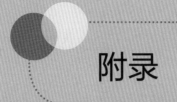

附录

这样减肥的女人才美丽

# 月瘦10斤，一点儿也不难

姓名：李小咪

身份：减肥爱好者

困扰：试了很多方法，要么坚持不下去，要么太伤身。

经过锻炼，我一个月瘦了10斤，所以我想告诉你，月瘦10斤，真的一点儿都不难。

## 关于雯琳

初识雯琳，我对她的印象就是漂亮。当时我还不知道，她的身体里蕴含了多大的力量。

雯琳在指导我健身的过程中，每天都很认真。她非常负责地监督我的饮食、睡眠和运动。

为了配合我的时间，她每天6点10分就起床，和我视频，为我做运动指导。很多时候我还没起床，她就已经起床了。

我在健身的过程中遇到困难时，她也会不断地给我做调整。

她细致入微、贴心至极，带给我满满的感动。

健身的关键：选对教练＋找对方法

我之前尝试过很多减肥方法，比如节食、去健身房健身、跑步以及吃减肥药等，但减肥效果都不明显。

节食时，我饿得受不了了就会暴饮暴食；去健身房，我坚持不下去；跑步有效果，但减肥速度慢；吃减肥药就更不用说了，非常伤身体……

直到我遇见了雯琳，情况完全不一样了。她会针对我的身体情况，给我制定适合我的健身指导方案。

包括怎么饮食、怎样运动、需要做什么调整，面面俱到，简直就是我的超级贴身健身管家。

在雯琳长期的指导和监督下，我慢慢地养成了良好的生活和健身习惯。

所以，健身的关键是选对教练还有找对方法！

我的经历：10天瘦5斤

在雯琳的指导下，我在3月7日到3月17日的10天时间里，瘦了5斤。

后来，我的体重仍然在持续下降，做到了月瘦10斤。

如果认真执行雯琳安排的饮食和运动方案，我相信自己一个月其实是可以瘦15斤左右的。

美好、可持续的健身生活

和雯琳在一起的每一天都是幸福的。

早上10点，她就会提醒你：上班一段时间了，你应该起来喝水、走动一下了。

接下来的一整天，你都会收到来自雯琳的贴心问候。

有一天，我和雯琳说："以后你不在了，真怕自己会不习惯。"

她对我说："长期坚持下来，你会养成习惯，我的作用就是给你带来美好的健身生活。"

现在，虽然我已经上完了雯琳的健身课程，但她之前对我的指导和监督，让我养成了很多好的健身习惯。

我拥有了很多专业的健身知识，也可以自己指导自己了。

我很幸运能在茫茫人海中遇见对的健身教练——雯琳。

希望你也可以遇见她，开启你自己的轻盈人生。

雯琳寄语

李小咪，因为工作压力大，容易暴饮暴食，再加上运动量并不是特别大，所以很难瘦下来。

我给予她的方案是：第一，调整好心态。第二，调整饮食结构，最大化地降低暴饮暴食的欲望，同时给予她宽松的运动时间。最重要的是陪伴她、鼓励她，让她有成就感。

在这个方案的指导下，短短一个月内，她瘦了10斤。如果她在减肥期间不偷懒，肯定能瘦到15斤。

# 谁说宝妈不能拥有少女感

姓名：琴子

身份：居家宝妈

困扰：生完宝宝后身体虚胖、注意力下降，平时照顾孩子，没时间去健身房。

开启改变之路

有一次，我跟朋友姿伊聊天，提到自己想要减肥，她就给我推荐了雯琳。因为她加入了雯琳的减肥营，体验非常不错，所以她认为这对我也会有帮助。

对减肥，我一直是又渴望、又担心。因为我看过很多关于减肥的负面消息，比如反弹、吃坏身体等，所以我对减肥一直不放心。

可是我相信姿伊，也相信雯琳，所以抱着试一试的心态参加了。事实证明这是一个非常明智的选择。跟着雯琳的这段时间，我改变了很多，也学到了很多知识。

### 饮食更健康了

以前我做饭，不会搭配营养，可能没有肉或者是蔬菜不够，又或者全都是富含碳水化合物的食品。

可能很多宝妈都有这样的困扰，每天去菜市场买菜，都不知道买什么，我以前也是这样的。

但现在完全不同了，每天做好菜后，我都会拍照片发给雯琳，她会及时给我反馈，比如，什么菜少吃，什么菜要多加一点儿。

通过这样的互动，我慢慢地积累了一些健康饮食的小知识。

现在的我，做饭会学着去搭配，想着怎么样吃才能更健康、营养更均衡。不仅我自己受益了，孩子也越吃越健康。

真是一个人学习，全家人受益。

### 精神状态更好了

因为是宝妈，我平时要照顾孩子，所以完全没时间去健身房锻炼。

但自从加入雯琳的减肥营，我在家也可以轻松地做运动。她会按照你的个人情况为你量身定做一套运动方案，时间合适，运动量刚好。

这是一个循序渐进的过程，让你一点一点地习惯运动。不用出门，也能达到减肥的效果，同时运动还让自身的精神状态越来越好。

精神状态好了，做事情也更有动力，整个人的状态都会随之改变。

目前我加入雯琳的减肥营已经有一个月了。在饮食方面，我学到了很多。我越来越觉得身体是革命的本钱，民以食为天，饮食对每个人而言都是非常重要的，我们都应该知道，如何才能吃出一个好身体。

读书和运动是需要用一辈子去坚持的事情，身体和灵魂，都应该在路上。

我想对你说

如果你和我一样，因为要带小孩没时间去健身房，推荐你来找雯琳，她会帮你制定专属的健身计划。

如果你也有每天不知道要买什么菜的烦恼，推荐你来找雯琳，她会帮你搭配营养食谱。

如果你觉得自己每天精神不好、注意力不够集中，推荐你来找雯琳，她会帮你制定精力管理方案，让你每天元气满满。

雯琳寄语

琴子，是一名会计，同时也是两个宝宝的妈妈。这意味着她的时间非常有限。

她的问题在于长期饮食不均衡，又没有时间运动，导致肥胖。

我给予她的方案是家庭式运动，让她每天集中锻炼15～20分钟。同时，在饮食上，也要慢慢地调整。一个人的习惯没有办法在短时间之内全部调整过来，但在日积月累的提醒和督促下，她渐渐认识到自己要怎么做才是最健康的。当她的认知发生改变，后面的事情就水到渠成了。

# 健身改变未来

姓名：清妍

身份：文艺的中年姐姐

困扰：想要变得更美、更健康，抗风险意识强。

## 什么决定你的美丽

同样年龄段的两个女人，最终决定谁更美丽的因素是什么？身形！

### 不可思议的改变

最近，我身上发生了一些不可思议的事。

我同事说："我给你记录了一下，你每天至少会说五次'我要吃肉'；你的饭量越来越大。"

而我的美容师说："腰细了，肉好结实。"

更神奇的是，多年没穿进S码的我，居然又能穿S码了。没什么比这个更振奋人心了。

还有许久未见我的人说："你瘦了，可你的脸怎么也变了？好像胶原蛋白越来越多了，苹果肌也明显了。"

这究竟是怎么回事呢？应该是得益于我的私教雯琳老师。自从我跟着她进行塑身，我的减肥健身理念发生了翻天覆地的变化。

### 能吃肉的健康饮食观

我以前认为，减肥一定要控制饮食，尤其是肉类。

自从雯琳教练对我进行指导后，我的饮食习惯有了很大改变。

早餐、午餐基本上是满满的一盘，晚餐也照吃不误。

最关键的是，我会按照教练的要求认真吃饭。每天还会喝充足的水。上午或者下午，雯琳至少都会提醒我一次，比如，让我起来运动一下，多喝水。她完全就是全天候、全方位地在指导我。

### 身姿挺拔是如何修炼的

我之前的背部不太挺直,上个月与一位朋友聚会,她说:"你的身形看起来挺拔了很多!"

以前总是会有人对我说:"把背挺直,一定要挺直背走路。"

现在与过去完全不同,这就是锻炼的成果。

### 我有话对你说

减肥要找行业中最好的教练或老师,让自己在最短时间里受益,这就是最划算的事情。因为浪费掉的时间是多少钱都补不回来的。

在短时间内养成科学的、合理的饮食和运动习惯,才能保证身体健康。

雯琳说:"我希望用一年的时间,让你对健身饮食有一个比较系统、科学的认知。"

如果这个愿望实现了,在今后的几十年中,我完全可以做自己的教练,甚至还可以指导家人变得更健康、更美丽。

让自己变得更美、更健康,是我一生当中最有智慧的选择。

一旦我们的健康值变成负数或者零,那么其他的一切也会归零,这其实是我们一生当中最大的一个风险。

无论是身体,还是钱财,都需要我们提前做规划,提前做好充分的准备工作,未来我们才会有抗风险能力。

俗话说:留得青山在,不怕没柴烧。

东山再起、卷土重来,都是建立在身体健康的基础之上。

我不希望我老年的时候,只能坐在轮椅上或者待在家里。我想要游历名山大川、世界各国,活得随性自在。

雯琳寄语

清妍是一名律师,平时工作比较忙,并且需要长期久坐。

在这种状态下,她最大的问题就是坐姿不正确,导致驼背和腹部肥肉比较多。

我给予她的方案是调整坐姿,靠墙站立,做一些背部的训练,让她学会腹式呼吸。同时,调整进食顺序,改变饮食结构。久而久之,她的驼背慢慢地矫正过来了,腹部也变小了。

# 告别痛苦式减肥,边吃边瘦

姓名:陈小叙

身份:上班族

困扰:减肥热情极高,瘦过,但过程十分痛苦、缓慢,想要快速且健康的减肥。

痛苦式减肥，你有过吗？

我去过健身房，但真正到了健身房以后却发现如果没有教练指导，你就只能看着别人玩健身器械，于是我请了一名私教。

在这个过程里，我瘦得比较慢，也没有获得详细的饮食指导以及相应的健身知识。每天练的东西特别多，搞得自己特别累。

对我来说，那段时间的减肥还是挺痛苦的，如果不是自己毅力比较大，真的减不下去。

我减肥路上的开挂器

后来，我遇见了雯琳教练。这相当于收获了一名私人教练。

在她的指导下，我的"减肥工程"进入了加速期。

加速一：少量、多元化运动

每天的运动用时是15～20分钟。

如果不想跑步，可以用爬楼梯来代替。

没有固定的运动方式，动作都是多元化的。

在这个过程里，我节约了很多时间，也节省了很多钱。

雯琳做指导，就相当于一名免费的健身教练和营养专家。

而健身房的教练在一些突发情况下是顾不上你的，但雯琳教练每天都会及时给予你陪伴和督促。

加速二：边吃变瘦，多元饮食

提起减肥，大家都知道，吃很重要。

雯琳是国际认证的营养师，她会给我很多专业的意见。

很多人都误以为只吃苹果就可以瘦下来，实际上这并不是减肥。通过挨饿变瘦，只是单纯地减体重，而不是减脂瘦身。

很多人还认为减肥只要运动量足够大就可以了。但是，其实消耗量大于摄入量，你就可以瘦下来。

所以普通人减肥真的有很多误区，减肥观念是错的，你怎么能真正地减肥呢？

"瘦也要瘦得健康"是我非常认同的一个理念，也是雯琳特别注重的点。

她会指导我的饮食，告诉我每天吃什么、少吃什么、要补充什么。我发现减肥过程中，能吃的东西还是挺多的。

每天花少量的时间，不仅能让身体变好、变美，而且还能获取营养方面的知识，真是一举两得。

### 我的效果

在雯琳的指导下，刚开始的一个月，我就瘦了6~7斤，我感觉自己的腰围变小了。

第二个月，我瘦了4~5斤，也没反弹。

最后我瘦了10~12斤，达到了理想中的体重。

我身高156厘米、体重长期在100斤以上，最后瘦到了94斤，终于如愿以偿了！

### 我想对你说

想要快速减肥并不是没有办法，也并不是一定要以伤害自己的身体为代价，有一名专业的、靠谱的教练指导你减肥，一般会事半功倍。

雯琳教练对我的指导，就像我减肥路上的开挂器。既然我能瘦下来，那么你也可以。

### 雯琳寄语

陈小叙有着多年的减肥经验，可是却觉得那些减肥方式痛苦并且缓慢。

我给她制订的方案是少食多餐，并且让她进行碎片化运动，加大一个热量的消耗，同时还给她安排了集中时间运动，时间控制在15~20分钟。

于是她就在不知不觉当中慢慢地瘦下来了。

# 提升小家幸福感的绝佳方法

姓名：蒋赛

身份：精英宝妈

困扰：体质弱，照顾宝宝力不从心，没有时间运动，痛经严重。

我的改变：遇见教练前和遇见教练后

早在两年前，我就已经在线下报过健身班，也约过私人教练。

但线下的时间成本和精力成本太高了。每天需要换衣服去健身房，健完身回来，至少需要花一个半小时。所以我一直没能坚持下去，我交了将近9000元的年费，结果健身房去了不到10次，最终钱也打了水漂。

自从遇到雯琳教练后，我就发现线上减肥的方式可能更适合忙碌的都市人。

既不用出门，每次健完身后又可以直接在家里换衣服、洗漱，这大大节约了健身启动成本，让我们更容易坚持下去。

在锻炼过程中，我的体质从比较弱的状态开始不断提升，到现在抱娃基本上没有太大问题。

开启家庭健身时光，提升幸福感

自从我跟着雯琳规范了饮食之后，家人的饮食也变得越来越均衡。

我家还有一个3岁的宝宝，自从我学会了营养搭配后，宝宝的体重也有明显的增加，食欲也更好了，没有以前那么挑食。这一点让我非常有成就感，感谢雯琳！

健身时，从拉伸到最后完成动作，孩子也会跟着我一起做。

在这个过程中，我能够感受到他变得越来越爱运动了。

我非常享受每天晚上的亲子运动时光，不仅能提高我们的体质，还能增进我们的亲子关系，这一点真的非常棒。

我的先生因为平时工作繁忙，很少有时间锻炼，但自从我开始在家里健身后，他也加入了进来。

有时我们还会进行PK，看看谁坚持得更久。

现在我们三个人每晚都会在一个固定的时间，开启家庭健身时光。

在这样边玩边锻炼的过程中，我们的体质得到了增强，我们这个小家的幸福感也提升了。

痛经缓解，更加轻松

我觉得健身对我来说，最明显的一点就是缓解了痛经。

在遇到雯琳前，我的痛经非常严重。雯琳根据我的情况和体质调整了运动量，然后给我提供了专门缓解痛经的方案，还特地为我调整了饮食结构。

我的痛经缓解了许多，目前已经不会影响正常的学习和生活。

生命不止、运动不息

在健康面前，其他的都是0。

我会在接下来的生活中坚持健身，同时也不断地完善自己和家里人的饮食结构，然后让身边的人因为我的努力而变得更加幸福健康。

雯琳寄语

蒋赛是位"高知分子"，家里有娃，工作任务重，时间紧迫，她不需要减肥，需要的是提高体能和改善体质，她的需求是节约时间成本。

痛经的问题一直困扰着她，想要完全解决痛经是没有办法的，但是可以通过饮食和运动进行改善。

根据她反馈的情况，我给她调整了饮食结构和运动量，她的痛经自然而然地缓解了。

# 谢谢你让我重燃减肥希望

姓名：雅萍

身份：绝望的减肥者

困扰：对外表不自信，试遍减肥方法，反弹 20 多斤，茫然绝望。

我的心酸减肥史

我是一个川妹子。高中的时候，周围的女生体重基本上在 90 斤左右，只有我，踩上了 100 斤的界限。

从那时起，我就跌跌撞撞地行走在减肥的路上。为了减肥，我尝试过围着操场跑 10 圈、7 日瘦身汤、轻断食、按摩、拔罐、精油、吃酵素、吃代餐和点穴，等等。

可这些减肥方法没有任何效果，我饿得眼冒金星，体重却从 100 斤增加到 120 多斤。

是的，这就是我的减肥历程。真是应了那句俗话——减肥减肥，越减越肥。

我的减肥梦死灰复燃

为什么我这么辛苦地减肥，却还是瘦不下来？我甚至一度想着，要不就这样吧，反正也不会有用的。

后来我遇见了雯琳，她是做形体规划的。随着社群里找她减肥的人越来越多，我那颗减肥未遂的心也开始死灰复燃。

终于有一天，我去找了她，自此又踏上了减肥之路。

起初我并没有抱任何希望，只是想着万一管用呢？可实际上她真的很让我惊讶！

不仅严格管理我的一日三餐，还会及时给我反馈，告诉我哪些东西可以吃、哪些不能吃。甚至发给我食谱，告诉我如何做一些健康并且不易发胖的美食。

她会把握一个度，用科学的、温和的方式告诉我如何做、为什么这么做。让我觉得非常安心，完全没有心理负担。

新式健身法拒绝一切借口

与传统健身相比，新式的个性化线上健身，不受任何时间、地点的约束，让我没有借口偷懒。

以前我也在健身房办过卡，但是我只去过10次左右。因为距离比较远，还要在那里换衣服洗澡，很折腾人。

好不容易鼓足勇气去一趟，又把自己练得非常疲惫，后来，我只要想到去健身房就害怕。于是，我开始不断地找借口：今天感冒、明天加班、后天下雨、下周刮风……

可是线上不一样。没时间？没关系，可以在家里练。

运动量太大？可以给你调整。

雯琳根据我的体质，给我制定个性化计划，比如我适合哪类运动、应该做什么样的安排、每天摄入多少能量。

## 变美之路永不终止

我现在已经习惯了这种生活方式，好好运动，好好吃饭。

渐渐地，我的体重掉得越来越快，最终在一个月的时间里瘦了12斤。

体型也有了非常大的改变，整个人看起来小了一圈。

除了好身材，我还收获了充沛的精力。

现在的我依然跟着雯琳健身，我还给我的恋人报了课程。每天看到我恋人在动感单车上挥汗如雨的样子，就想到了自己最开始健身的那段时光。

感谢雯琳，我要带着我的恋人一起走向更健康、美好的明天。

### 雯琳寄语

雅萍从高中开始就执着减肥，在减肥过程中，她最害怕的就是吃不饱，伤了身体。

我根据她的整体状态和条件，给她安排了30分钟以内的任务，力量锻炼和有氧运动相结合。我让她多吃膳食纤维和蛋白质，让她拥有饱腹感，不再担心饥饿伤身的问题。

雅萍吃饱了以后有力气减肥，动力越来越强，最终一个月瘦了12斤。

# 一不小心就胖了

姓名：小米

身份：幸福的已婚人士

困扰：瘦子体质变"大妈"，减肥路上，体重有十多斤的波动，身体受损，对大量运动心生恐惧。

"老公，S码的衣服我穿不了。""我现在居然都要穿L码了？"

即使不去称体重，不去面对镜子里日渐圆润的自己，只要和导购说话，我也知道自己现在是个大妈。

没有谁能够忍受这样邋遢肥胖的自己，于是我开始跑步、跳操、吃代餐、节食甚至请私教，就为了减肥。

我试过一周内瘦10斤，但也会转眼间胖十多斤。

最后体重波动大，脚腕反复受伤，花出去不少钱，脂肪却依然完好地待在我身上。最终，我选择休战。

瘦只因遇见你

因为工作需要，我与雯琳在深夜聊了两个小时。

她的故事、笑声和坚定的声音，仿佛把我带回到二十岁，我们的笑声响彻了寂静的夜晚。这个小女生太有魄力了，于是我立马决定找她健身。

不用去健身房？不用饿肚子？在家就可以做到？这完全颠覆了我对瘦身的认识。

第一天晚上我就开始质疑自己，我能做到吗？我开始害怕累到不行的那种感觉。

没想到雯琳给了我合理的解释，我明白了她给我安排这样运动的原因后，心里便明朗了。不到一周，我的体能就得到了提高。后来，即使我快走90分钟都没有问题，不会腰酸背痛，更不会受伤。

我非常兴奋，终于找到适合自己的有氧运动了！

雯琳每天详尽地督促我进行运动，贴心地提醒我注意饮食和运动反馈，提醒我喝水，提醒我饭后靠墙站，提醒我早睡早起，我如一个孩子般听话照做。

不到一个月，我瘦了10斤，腰围更是以看得见的速度缩小，当身边人都说你瘦了的时候，就是减肥最好的反馈。

有了第一个10斤，便会有第二个10斤，平台期、月经期和懈怠期，雯琳都帮我一一化解。专业的事交给专业的人去做，这才是我这次健身的最大收获。

3个月的健身改变了我所有的生活习惯，自律的生活最自由。

有幸遇到雯琳，让我重新遇到更瘦、气色更好的自己。

雯琳寄语

小米是一位阅读推广人，平时工作比较忙，还是一名宝妈。

小米的问题是因为长期饮食结构的不对称、运动比较少导致的，家里有跑步机和一些器械。

可是她因为之前运动受过伤，比较担心运动的问题，所以我给予她的方案，以轻力量训练为主，配合一部分有氧运动。

同时，我慢慢地帮她调整饮食习惯，让她睡眠质量提高。最终达到了她想要的目标。